病奇方系列丛书（第四辑）

青蒿鳖甲汤

总主编　巩昌镇　马晓北

编　著　周劲草　姜　文

中国医药科技出版社

内容提要

本书从理论研究、临床应用和实验研究方面阐述青蒿鳖甲汤。上篇理论研究，主要讲述青蒿鳖甲汤的来源、组成、用法以及历代医家对青蒿鳖甲汤的认识、青蒿鳖甲汤的衍生方等。中篇临床应用，详细讲述了各科疾病和疑难病应用青蒿鳖甲汤、青蒿鳖甲汤衍生方的临床经验和病案。下篇实验研究，讲述青蒿鳖甲汤中单味药的化学成分、药理作用，并叙述了青蒿鳖甲汤全方的药理作用等。全书内容翔实，实用性强，适合广大中医学生，中医临床医生，中医爱好者参考。

图书在版编目（CIP）数据

青蒿鳖甲汤/周劲草，姜文编著．—北京：中国医药科技出版社，2013.1

（难病奇方系列丛书．第4辑）

ISBN 978 - 7 - 5067 - 5769 - 0

Ⅰ.①青… Ⅱ.①周…②姜… Ⅲ.①青蒿鳖甲散－研究 Ⅳ.①R286

中国版本图书馆 CIP 数据核字（2011）第 262805 号

美术编辑 陈君杞
版式设计 郭小平

出版　中国医药科技出版社
地址　北京市海淀区文慧园北路甲 22 号
邮编　100082
电话　发行：010 - 62227427　邮购：010 - 62236938
网址　www.cmstp.com
规格　958×650mm ¹⁄₁₆
印张　9
字数　133 千字
版次　2013 年 1 月第 1 版
印次　2014 年 4 月第 2 次印刷
印刷　大厂回族自治县德诚印务有限公司
经销　全国各地新华书店
书号　ISBN 978 - 7 - 5067 - 5769 - 0
定价　19.00 元

本社图书如存在印装质量问题请与本社联系调换

董继鹏　韩　曼　韩淑花　储　芹
路玉滨　薛　媛

分册编著　酸枣仁汤　　　　杜　辉　刘　伟
　　　　　　普济消毒饮　　　周庆兵　巩昌靖
　　　　　　三仁汤　　　　　罗良涛　刘　伟
　　　　　　当归四逆汤　　　韩　曼　巩昌靖
　　　　　　真武汤　　　　　林伟刚　巩昌镇
　　　　　　知柏地黄丸　　　李　楠　刘　伟
　　　　　　青蒿鳖甲汤　　　周劲草　姜　文
　　　　　　增液汤　　　　　王玉贤　巩昌靖
　　　　　　香砂六君子汤　　黄　凤　刘　伟
　　　　　　镇肝熄风汤　　　唐　杰　姜　文
　　　　　　炙甘草汤　　　　罗成贵　刘　伟
　　　　　　膈下逐瘀汤　　　王佳兴　刘　伟
　　　　　　生化汤　　　　　代媛媛　姜　文
　　　　　　甘露消毒丹　　　韩淑花　巩昌靖
　　　　　　四逆汤　　　　　高占华　巩昌靖
　　　　　　独活寄生汤　　　闵　妍　刘　伟
　　　　　　右归丸　　　　　王景尚　巩昌镇
　　　　　　当归芍药散　　　王建辉　张　硕
　　　　　　导赤散　　　　　王　福　巩昌靖

身痛逐瘀汤	刘 灿	刘 伟
失笑散	陈冰俊	姜 文
半夏泻心汤	董继鹏	刘 伟
左归丸	王国为	巩昌镇
通窍活血汤	余志勇	姜 文
苓桂术甘汤	李宏红	刘 伟
一贯煎	何 萍	巩昌靖
平胃散	韦 云	巩昌靖
少腹逐瘀汤	王莹莹	杨 莉
小建中汤	刘晓谦	姜 文
麻杏石甘汤	张 晨	刘 伟
仙方活命饮	高 杰	赵玉雪

《难病奇方系列丛书》第四辑

前　言

　　《难病奇方系列丛书》新的一辑——第四辑又和大家见面了。

　　中医药是中华文明的一份宝贵遗产。在这份遗产中，中药方剂是一串串夺目璀璨的明珠，而那些百炼千锤、结构严谨、疗效可靠的经典名方则更是奇珍异宝。

　　几千年来，经典方剂跨越时代，帮助中华民族健康生息、祛病延寿。它们并未因时代的变迁而消失，也未因社会的发展而萎谢，更未因西医学的创新而被抛弃。恰恰相反，它们应时而进，历久弥新。一代一代的学者丰富了经典方剂的理论内涵，一代一代的医生扩展了经典方剂的应用外延，面对西医学的飞速发展，经典方剂依然表现出无限的生命力和宽广的适用性。

　　今天，经典方剂又跨越空间，走向世界，帮助全人类防病治病。在加拿大的中医诊所里，摆满了张仲景的《四逆汤》、《金匮肾气丸》，王清任的《血府逐瘀汤》、《少腹逐瘀汤》。走进英国的中医诊所，到处可见宋代《局方》的《四物汤》和《四君子汤》，张介宾的《左归丸》和《右归丸》。在美国的近两万家针灸和中医诊所里，各种各样的中医经典方剂，如《小柴胡汤》、《六味地黄丸》、《补中益气汤》和《逍遥散》等等，都是针灸师、中医师的囊中宝物。经典方剂已经成为世界各国中医临床医生的良师益友。他们学习应用这些方剂，疗效彰显，福至病家。

　　中医方剂的走向世界，也进一步使中医方剂的研究走进了西方的研究机构。中医中药的研究在澳大利亚悉尼大学的中澳中医研究中心已经展开。在英国剑桥大学中医中药实验室里，樊台平教授带领的团队对传统中医复方情有独钟。特别值得一提的是，在美国耶鲁大学医学院的实验室里，郑永齐教授的研究团队把黄芩汤应用到治疗肝癌、胰腺癌、直肠癌等疾病上。这个团队在临床前试验、一期临床试验、二期临床试验、三期临床试验方面步步推进，并对用黄芩汤与传统化疗药物结合以降低化疗药物的毒副作用和提高临床效果进行了周密的研究。这些研究证实了黄芩汤的经典应用，拓广了黄芩汤的现代应用范围，用西医学方法为这一经典方剂填补了一个丰富的注脚。他们十多年的精心临床研究结果广泛发表在美国《临床肿瘤学杂志》、《传统药物杂志》、《色谱学杂志》、《临床大肠癌杂志》、《国际化疗生物学杂志》、《抗癌研究杂志》、《转译医学杂志》、《生物医学进展》、《胰腺杂志》和英国《医学基因组学杂志》等主流医学杂志上。有关黄芩汤的大幅报道甚至出现在美国最主流的报纸《华尔街日报》上。

　　中国医药科技出版社出版的这套《难病奇方系列丛书》，爬罗剔抉，补苴罅漏，广泛收集了经典方剂的实验研究成果与临床应用经验，是名方奇方的集大成者。

　　丛书迄今已经出版了三辑，共收四十三个经典方剂。每一经典方剂自成一册，内容包括理论研究、临床应用、实验研究三部分。理论研究部分探讨药方的组成、用法、功效、适应证、应用范围、组方原理及特点、古今医家评述、方剂的现代理论研究。临床应用部分重点介绍现代科学研究者对该方的系统性临床观察以及大量临床医家的医案病例和经验总结。实验研究部分探讨方剂中的每一味中药的现代药理作用，并以此为基础研究该方治疗各系统疾病的作用机制。

　　沿着同一思路，《难病奇方系列丛书》第四辑继续挖掘先贤始创而在现代临床上仍被广泛使用的经典方剂，并汇有大量临床经验和最新研究成果，以飨中医临床医生、中医研究者、中医学生以及所有的中医爱好者。

美国中医学院儒医研究所

巩昌镇　博士

2012 年秋于美国

上篇　理论研究

第一章　概述 ……………… （2）
　一、青蒿鳖甲汤的来源 …… （2）
　二、青蒿鳖甲汤的组成及用法
　　……………………………… （3）
三、方中药物功效与主治 … （4）
四、青蒿鳖甲汤的类方 …… （8）
第二章　历代医家对于青蒿鳖
　甲汤的评述 ……… （10）

中篇　临床应用

第一章　内科 …………… （12）
　第一节　呼吸系统疾病 … （12）
　　一、感冒 ………………… （12）
　　二、慢性支气管炎 ……… （14）
　　三、肺炎 ………………… （15）
　　四、支气管扩张 ………… （17）
　　五、肺结核 ……………… （18）
　　六、结核性胸膜炎 ……… （20）
　　七、肺心病 ……………… （21）
　第二节　循环系统疾病 … （23）
　　一、亚急性感染性心内膜炎
　　……………………………… （23）
　　二、病毒性心肌炎 ……… （25）
　　三、高血压 ……………… （26）
　第三节　消化系统疾病 … （27）
　　一、慢性浅表性胃炎 …… （27）
　　二、老年性便秘 ………… （28）
　　三、肝炎 ………………… （29）
　　四、肝炎后综合征 ……… （31）
　　五、肝纤维化 …………… （31）
　第四节　泌尿系统疾病 … （33）
　　一、慢性肾盂肾炎 ……… （33）
　　二、慢性肾功能衰竭 …… （33）

　第五节　血液系统疾病 … （35）
　　一、特发性血小板减少性紫癜
　　……………………………… （35）
　　二、再生障碍性贫血－阵发性睡
　　眠性血红蛋白尿 …… （36）
　第六节　内分泌疾病 …… （38）
　　糖尿病 …………………… （38）
　第七节　风湿免疫系统疾病
　　……………………………… （38）
　　一、系统性红斑狼疮 …… （38）
　　二、传染性单核细胞增多症
　　……………………………… （43）
　　三、成人 Still 病 ……… （45）
　　四、温抗体型自身免疫性溶血
　　性贫血 …………… （47）
　第八节　内科疑难杂症 … （48）
　　一、低热 ………………… （48）
　　二、高热 ………………… （51）
　　三、发热专题讨论 ……… （54）
　　四、术后发热 …………… （64）
　　五、肿瘤相关疾病引起的发热
　　症状 ……………… （71）
　　六、暑热 ………………… （80）

七、盗汗 …………… (81)
八、甲疽 …………… (83)
九、横贯性脊髓炎 ……… (84)
十、Wissler – Fanconi 综合征
　　　　……………………… (85)
十一、白塞病 ………… (86)
十二、亚急性甲状腺炎 … (87)
十三、神经衰弱 ……… (88)
第二章　外科 …………… (92)
一、脊柱损伤 ………… (92)
二、结核性肛瘘 ……… (93)
第三章　妇科 …………… (95)
一、更年期综合征 …… (95)
二、子宫肌瘤 ………… (96)
三、盆腔脓肿术后 …… (97)
第四章　儿科 …………… (98)
一、小儿肺炎 ………… (98)
二、小儿便秘 ………… (99)
三、小儿夜啼 ………… (100)
四、小儿口疮 ………… (101)

五、小儿暑热 ………… (102)
六、小儿无汗症 ……… (103)
七、小儿低热不退……… (104)
八、败血症 …………… (105)
九、小儿佝偻病 ……… (106)
第五章　五官科 ……… (108)
口腔溃疡 …………… (108)
第六章　皮肤科 ……… (109)
面部色素沉着 ……… (109)
第七章　传染病 ……… (110)
一、血吸虫病 ………… (110)
二、疟疾 ……………… (111)
三、痢疾 ……………… (112)
四、伤寒 ……………… (113)
第八章　各家医案 …… (115)
一、伍炳彩医案 ……… (115)
二、叶熙春医案 ……… (115)
三、何宇林医案 ……… (116)
四、雍履平医案 ……… (117)

下篇　实验研究

第一章　青蒿鳖甲汤制剂研究
　　　　……………………… (120)
第二章　青蒿鳖甲汤药理研究
　　　　……………………… (121)
第一节　青蒿鳖甲汤各组成药
　　物的药理研究 …(121)
一、青蒿 ……………… (121)

二、鳖甲 ……………… (123)
三、知母 ……………… (124)
四、生地 ……………… (126)
五、丹皮 ……………… (128)
第二节　青蒿鳖甲汤的药理
　　作用 ………… (131)

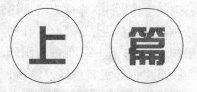

理论研究

概　　述

青蒿鳖甲汤出自清代著名的温病学家吴鞠通的《温病条辨》，为治疗温病后期，邪热未尽，深伏阴分，阴液已伤之证。本方为清虚热的代表方剂，能一面养阴，一面清热。根据吴鞠通的说法："此方有先入后出之妙，青蒿不能直入阴分，有鳖甲领之入也；鳖甲不能独出阳分，有青蒿领之出也。"此方用药精妙，药味虽少但却组方严谨，诸药合用，有养阴透热之功，可以使阴气来复，邪热透出阳分而解。在临床上广泛用于内、外、妇、儿、皮肤、血液、肿瘤等各个学科以及原因不明的发热的治疗上。此方对于低热病证有着良好的退热作用，辨证属于邪热留伏阴分而至的低热，用此方多可获取良效。本方以药物命名，因以青蒿鳖甲为主药，故吴氏将其取名为青蒿鳖甲汤。

一、青蒿鳖甲汤的来源

青蒿鳖甲汤最先出自叶天士的《临证指南医案·温热》第 29 案，在医案中所录的症状与吴氏在其著作中所提及的症状基本相同，只是药物上缺少淡竹叶。而在《临证指南医案·疟》第 45 案，所录之症状和药物与则与吴氏记载的完全相同。在《临证指南医案》中两个青蒿鳖甲汤虽然都没有被正式的命以名字，但是却早已经以文字的形式记录下来，也在临床上得到了运用和验证。而吴鞠通所作出的贡献是，肯定了其疗效，并且把它的主治总结出来，增减了药物，以更加精炼和有利于临床运用的方式记载于《温病条辨》中而流传于后世。

《温病条辨·卷三下焦篇》，其原文是：十二、夜热早凉，热退无汗，热自阴来者，青蒿鳖甲汤主之。

《温病条辨·卷二中焦篇》，其原文是：八十三、脉左弦，暮热早凉，汗解渴饮，少阳疟偏于热重者，青蒿鳖甲汤主之。

两条条文，都是出自《温病条辨》，前者和主要治疗邪热伏于阴分而发热的疾病，后者治疗少阳疟偏于热重者。两者的方剂的药物组成也是稍有变化，后世的书籍以及现代临床提及的青蒿鳖甲汤多是指《温病条辨·卷三下焦篇》中记载的青蒿鳖甲汤，本书介绍之青蒿鳖甲汤也是指下焦篇中的方剂。至于后者和前者的区别，在本章第四部分的衍生方中再做详细的介绍。

（一）《临证指南医案·温热》第 29 案 热陷血分

王+八夜热早凉，热退无汗。其热从阴来，故能食形瘦，脉数左盛，两月不解。治在血分。

生鳖甲　青蒿　细生地　知母　丹皮　淡竹叶

按：此方在药味的组成上，基本上与后来的《温病条辨》里的药物是一致的，只是后者去掉了淡竹叶。淡竹叶是一味清心火利尿的药物，可以清热除烦，针对热入血分所导致的烦热和小便黄赤有功效。所以如果在临床上我们遇见了病人发热夜甚，夜热早凉，舌质比较红绛，苔少，脉细数，此时病程已经比较长，有见到心烦，小便赤涩时，可以加用上淡竹叶。要灵活变通，根据情况加减用药。

（二）《临证指南医案·疟》第 45 案　阴虚热伏血分

翁脉左弦，暮热早凉，汗解渴饮。治在少阳。

青蒿　桑叶　丹皮　花粉　鳖甲　知母

按：此方剂是治疗少阳疟的一个方剂，在方剂的组成上和《温病条辨·卷二中焦篇》的药物是完全一致的，可见两个方剂的渊源至深，吴氏在读了《临证指南医案·疟》以后把其摘到自己的书中，反映了吴氏对于叶天士的肯定。

二、青蒿鳖甲汤的组成及用法

《温病条辨·下焦篇》　　青蒿鳖甲汤方辛凉合甘寒法

青蒿二钱　鳖甲五钱　细生地四钱　知母二钱　丹皮三钱

水五杯，煮取二杯，日再服。

其组成药物的计量以现行的计量单位换算为青蒿 6g，鳖甲 15g，生地 12g，知母 6g，牡丹皮 9g。

本方为清虚热的代表方。本疾病的机制正如吴鞠通所说："夜行阴分而热，日行阳分而凉，邪气深伏阴分可知；热退无汗，邪不出表，而仍归阴分更可知矣！"此时机体的阴液虽虚，但邪热仍留阴分，若纯用甘寒养阴，则愈恋其邪气；若是纯用苦寒清热，又容易化燥伤阴。就像吴氏所说："邪气深伏阴分，混处气血之中，不能纯用养阴；又非壮火，更不得任用苦燥。"所以在这样的病机下，治疗上要一面养阴，一面清热，使得阴复则足以制火，邪去则热自能退。本方的立方依据在于使深伏阴分的邪气透出阳分而解，故以鳖甲直入阴分，咸寒滋阴，以退虚热，青蒿芳香以清透阴分的邪热外出，两药合用，既能滋阴又能透热，恰合阴虚热恋的病机，故两药共为主药；生地甘凉，滋阴清热，知母苦寒而润，滋阴降火，助鳖甲以养阴退虚热，牡丹皮辛苦凉，能泻阴中之火，使火退而阴生，并且协助青蒿以透泄阴分的伏热。诸药合用，有养阴透热之功，使阴复，邪热透出阳分而解。对于青蒿鳖甲这样的配伍，吴鞠通说："夜行阴分而热，日行阳分而凉，邪气深伏阴分可知；热退无汗，邪不出表，而仍归阴分，更可知矣。故曰热自阴分而来，非上中焦之阳热也。邪气深伏阴分，混处气血之中，不能纯用养阴，又非壮火，更不能任用苦燥。故以鳖甲蠕动之物，入肝经至阴之分，既能养阴，又能入络搜邪；以青蒿芳香透络，从少阳领邪外出；细生地清阴络之热，丹皮泻血中之伏火；知母者，知病之母也，佐鳖甲青蒿而成收剿之功焉。此方有先入后出之妙，青蒿不能直入阴分，有鳖甲领之入也；鳖甲不能独出阳分，有青蒿领之出也。"所以对于那种阴液不足，余热未尽的虚热，青蒿鳖甲汤是非常适合的。

本方剂所选用的药物精炼，配伍也相当的完善，滋中有清，清中寓透，用于热病后期，阴液受伤而余热伏于下焦之证，非常的合适。

三、方中药物功效与主治

青蒿鳖甲汤由青蒿、鳖甲、细生地、知母、丹皮五味药物组成。每一味药物有着自己的特殊效用，又互相配合在一起有着协同的作用。为了更好地理解方剂的组方用药特点和功效主治，现将其中各个药物的功效于主治列于下供参考。

（一）青蒿

青蒿苦，辛，寒。归肝、胆经。

功效清热解暑，除蒸，截疟。用于暑邪发热，阴虚发热，夜热早凉，骨蒸劳热，疟疾寒热，湿热黄疸。本品苦寒清热，辛香透散，善使阴分伏热透达外散，为阴虚发热要药，此外兼有解暑，截疟之功。主治：解暑：可治外感暑热，发热烦渴；截疟：主治疟疾引起的寒热往来；凉血、退虚热：善治阴虚发热，骨蒸劳热，及温热病后期，热入阴分，夜热早凉者。

《本草图经》：青蒿，治骨蒸劳热为最，古方多单用之。

《本草新编》：青蒿，专解骨蒸劳热，尤能泄暑热之火，泄火热而不耗气血，用之以佐气血之药，大建奇功，可君可臣，而又可佐可使，无不宜也。但必须多用，因其体既轻，而性兼补阴，少用转不得力。又青蒿之退阴火，退骨中之火也，然不独退骨中之火，即肌肤之火，未尝不共泻之也，故阴虚而又感邪者，最宜用耳。又青蒿最宜沙参、地骨皮共用，则泻阴火更捷，青蒿能引骨中之火，行于肌表，而沙参、地骨皮只能凉骨中之火，而不能外泄也。

《神农本草经》：主疥瘙痂痒，恶疮，杀虱，留热在骨节间，明目。

《本草纲目》：治疟疾寒热。

《医林纂要》：清血中湿热，治黄疸及郁火不舒之证。

（二）鳖甲

鳖甲咸，微寒。归肝、肾经。

功效滋阴潜阳，软坚散结，退热除蒸。用于阴虚发热，劳热骨蒸，阴虚阳亢，阴虚风动等证。能滋阴清热，潜阳熄风，为治疗阴虚发热，劳热骨蒸的要药；也可以治疗阴虚阳亢，头晕目眩；治疗热病伤阴，阴虚风动，手足蠕动；用于癥瘕积聚，久疟疟母，鳖甲能软坚散结，一如鳖甲煎丸。

《本草衍义》：鳖甲，《本经》中不言治劳，惟蜀本《药性论》云，治劳瘦，除骨热，后人遂用之。然甚有据，亦不可过剂。

《本草经疏》：鳖甲主消散者以其味兼乎平，平亦辛也，咸能软坚，辛能走散，故《本经》主癥瘕、坚积、寒热，去痞疾、息肉、阴蚀、痔核、恶肉；《名医别录》疗温疟者，以疟必暑邪为病，类多阴虑、水衰之人，乃为暑所深中，邪入阴分，故出并于阳而热甚，入并于阴而寒甚，元气虚赢，则邪陷而中焦不治，甚则结为疟母。鳖甲能益阴除热而消散，故为治疟之要药，亦是退劳热在骨及阴虚往来寒热之上品。血瘕腰痛，小儿胁下坚，皆阴分血病，宜其悉主之矣。劳复、女劳复为必须之药；劳瘦骨蒸，非此不除；产后阴脱，资之尤急。

《本草汇言》：鳖甲，除阴虚热疟，解劳热骨蒸之药也。魏景山曰：鳖甲虫也，与龟同类而异种，亦禀至阴之性、入肝，统主厥阴血分为病，厥阴血闭邪结，渐至寒热，为癥瘕、为痞胀、为疟疾、为淋沥、为骨蒸者，咸得主之，倘阳虚胃弱，食饮不消，呕恶泄泻者，阴虚胃弱，吞咽不下，咳逆短气，升降不足息者，用此无益也。

《药性论》：主宿食、症块、痃癖气、冷瘕、劳瘦，下气，除骨热，骨节间劳热，结实壅塞。治妇人漏下五色羸瘦者。

《日华子本草》：去血气，破癥结、恶血，堕胎，消疮肿并扑损疼血，疟疾，肠痈。

（三）生地

生地黄味甘、苦，性寒。归心、肝、肺经。

功效清热凉血，养阴生津。用于温热病热入营血，壮热神昏，口干舌绛。本品甘寒质润，苦寒清热，入营分、血分，为清热凉血养阴生津之要药；治疗治温病后期，余热未尽，阴液已伤，夜热早凉，舌红脉数者；也用于治疗温热病热入营血，血热毒盛，吐血衄血，斑疹紫黑；其养阴生津功效可用于津伤口渴，内热消渴；也可治温病伤阴，肠燥便秘。

《神农本草经》：味甘，寒。主治折跌，绝筋，伤中，逐血痹，填骨髓，长肌肉。作汤除寒热积聚，除痹。生者尤良。

《名医别录》：大寒。主治妇人崩中血不止，及产后血上薄心、闷绝，伤身、胎动、下血，胎不落，堕坠，宛折，瘀血，留血，衄血，吐血，皆捣饮之。

《药性论》：君。能补虚损，温中下气，通血脉。治产后腹痛，主吐血不止。又云生地黄，味甘，平，无毒。解诸热，破血，通利月水闭绝。不利水道，捣薄心腹，能消瘀血。病人虚而多热，加而用之。

《日华子本草》：干地黄，助心胆气，安魂定魄，治惊悸，劳劣心肺损，吐血鼻衄，妇人崩中血运，助筋骨，长志。日干者，平，火干者，温。

《开宝本草》：味甘、苦，寒，无毒。主男子五劳七伤，女子伤中、胞漏、下血，破恶血、溺血，利大小肠，去胃中宿食，饱力断绝，补五脏内伤不足，通血脉，益气力，利耳目。生者大寒。主妇人崩中血不止，及产后血上薄心闷绝，伤身胎动下血，胎不落；堕坠，踠折，瘀血，留血，衄鼻，吐血，皆捣饮之。

《本草图经》：《海上方》：治一切心痛，无问新久。以生地一味，随人所食多少，捣绞取汁，搜面作饪或冷淘食，良久当利出虫，长一虫许，头似壁宫，后不复患矣。昔有人患此病二年，深以为恨，临终戒其家人，吾死后当剖去病本。从其言果得出，置子竹节中，因食地黄饪亦与之，随即坏烂。由此得方。刘禹锡《传信方》孔其高：贞元十年，过高舍人崔抗女，患心痛垂绝，遂作地黄冷淘食，使吐一物，可方寸匕，状如蛤蟆，无足目，似有口，遂愈。

（四）丹皮

丹皮性寒，味苦、辛。功用清热凉血，活血行瘀。用于温毒发斑、

吐、衄、便血，骨蒸劳热，经闭痛经，痈肿疮毒，跌扑伤痛。可以用于
斑疹吐衄，本品微寒，能清营分、血分实热，有凉血止血之功。治温病
热入营血，迫血妄行，发斑发疹，吐血衄血；用于温邪伤阴，阴虚发
热。本品辛寒，善于清透阴分伏热。多用治温病后期，邪伏阴分，津液
已伤，夜热早凉，热退无汗之证；还可用于血滞经闭，痛经癥瘕，跌打
损伤；本品又能活血行瘀，治血滞经闭、癥瘕等以及治跌打损伤，瘀肿
疼痛；用于痈疡肿毒，肠痈腹痛，本品苦寒，清热凉血，散瘀消痈，用
治火毒炽盛，痈肿疮毒；也用于治肠痈初起包括急性阑尾炎。

《本经》："主寒热，中风瘰瘲、痉、惊痫邪气，除坚症瘀血留舍肠
胃，安五脏，疗痈疮。"

《珍珠囊》："治肠胃积血，衄血，吐血，无汗骨蒸。"

《本草纲目》："治血中伏火，除烦热。"

（五）知母

性苦、甘，寒。归肺、胃、肾经。功用清热泻火，生津润燥。用于
热病烦渴，本品甘寒质润，善清肺胃气分实热，而除烦止渴，可用于温
热病邪热亢盛，壮热、烦渴、脉洪大等肺胃实热证；用于肺热咳嗽，阴
虚燥咳。本品功能清泻肺火，滋阴润肺；也可以用于阴虚燥咳、干咳少
痰者；用于骨蒸潮热，本品又能滋肾阴、润肾燥而退骨蒸，故有滋阴降
火之功。用于阴虚火旺，治疗骨蒸潮热、盗汗、心烦等症；用于阴虚消
渴，肠燥便秘，本品有滋阴润燥，生津止渴之效；也用于肠燥便秘。

《神农本草经》：主消渴热中，除邪气肢体浮肿，下水，补不足，
益气。

《名医别录》：疗伤寒久疟烦热，胁下邪气，膈中恶及风汗内疸。

《本草纲目》：安胎，止子烦，辟射工溪毒。

《药性论》：主治心烦躁闷，骨热劳往来，生产后蓐劳，肾气劳，
憎寒虚损，患人虚而口干，加而用之。

《日华子本草》：通小肠，消痰止嗽，润心肺，补虚乏，安心止
惊悸。

《本草纲目》：肾苦燥，宜食辛以润之；肺苦逆，宜食苦以泻之。
知母之辛苦寒凉，下则润肾燥而滋阴，上则清肺金泻火，乃二经气分药
也；黄柏则是肾经血分药，

故二药必相须而行，昔人譬之虾与水母，必相依附。

陶弘景：甚疗热结，亦主疟热烦。

张元素：凉心去热，治阳明火热，泻膀胱肾经火，热厥头痛，下痢

腰痛，喉中腥臭。

王好古：泻肺火，滋肾水，治命门相火有余。

四、青蒿鳖甲汤的类方

（一）《温病条辨·中焦篇》的青蒿鳖甲汤

《温病条辨·中焦篇》，其原文是：八十三、脉左弦，暮热早凉，汗解渴饮，少阳疟偏于热重者，青蒿鳖甲汤主之。此处的青蒿鳖甲汤与下焦篇中的青蒿鳖甲汤小有不同之处。此方为下焦篇的青蒿鳖甲汤去掉入血分的生地，而加用了花粉和桑叶，侧重于清宣气分的热邪而生津止渴。

[方源]《温病条辨》卷二

[组成] 青蒿　鳖甲　桑叶　花粉　知母　丹皮

[用法] 此药不宜久煎，宜于泡服。

[主治] 暮热早凉，汗解渴饮，脉左弦，少阳疟偏于热重者。

（二）人参黄芪散

[方源]《卫生宝鉴》

[组成] 人参　秦艽　茯苓　知母　桑白皮　桔梗　紫菀　柴胡　黄芪　地骨皮　生地黄　半夏　赤芍　天门冬　鳖甲　炙甘草

[用法] 右十六味为粗末，每服三钱，水一盏半，煎至七分，去渣，食远服。

[主治] 虚劳烦热，症见肌肉消瘦，肢体倦怠，咳嗽咽干，痰少盗汗，食欲不振，胸胁不利，舌淡，舌尖红，脉虚数者。

按：本方具有滋阴清热，益气健脾，止咳化痰的功用。

（三）秦艽鳖甲散

[方源]《卫生宝鉴》

[组成] 柴胡　鳖甲　地骨皮　秦艽　当归　知母

[用法] 上药为末，每服五钱，青蒿五叶，乌梅一个，水煎，去渣温服，空腹临睡各服一次。

[主治] 主治肺痨。症见骨蒸潮热，夜寐盗汗，五心烦热，失眠多梦，急躁易怒，呛咳痰少，或者痰黄黏稠，反复咳血，量多色鲜，胸胁疼痛，男子梦遗，舌质红降，脉象细数。

按：本方滋阴清热。方中鳖甲、知母滋阴清热，当归补血，秦艽、柴胡、地骨皮、青蒿清热除蒸，乌梅酸涩敛阴止汗。

（四）黄芪鳖甲散

［方源］《中国医学大辞典》
［组成］黄芪　鳖甲　天门冬　黄芩　桑白皮　半夏　甘草　知母　赤芍药　紫菀　秦艽　白茯苓　生地黄　柴胡　地骨皮　肉桂　人参　桔梗
［用法］研为粗末，清水一大盏，煎服，每次入二钱。
［主治］本方有滋阴清热，益气生津的功效。主治虚劳病。

第二章
历代医家对于青蒿鳖甲汤的评述

清·吴鞠通《温病条辨》

夜行阴分而热，日行阳分而凉，邪气深伏阴分可知；热退无汗，邪不出表而仍归阴分，更可知矣，故曰热自阴分而来，非上、中焦之阳热也。邪气深伏阴分，混处气血之中，不能纯用养阴，又非壮火，更不得任用苦燥。故以鳖甲蠕动之物，入肝经至阴之分，既能养阴，又能入络搜邪；以青蒿芳香透络，从少阳领邪外出；细生地清阴络之热；丹皮泻血中之伏火；知母者，知病之母也，佐鳖甲、青蒿，丹皮之辛凉，以助阳气之起发于阴中，以逐邪外出也；惟其阴亏，而成搜剔之功焉。再此方有先入后出之妙，青蒿不能直入阴分，有鳖甲领之入也；鳖甲不能独出阳分，有青蒿领之出也。

今·蔡陆仙《中国医药汇海·方剂部》

治温病夜热早凉，热退无汗，热自阴分而发者。夫邪自阴出阳，自内达外，则其内之阴已亏，而为伏热之根据地，既已自内达外，由阴出阳，而其热之仍留内不解者，则其阳气之被邪热遏于阴中，而不能泄越可知也。惟其不能泄越，故用青蒿、邪热伏为根据，故用鳖甲、生地、知母之甘寒以养阴，搜搏其伏寇也。合之为辛凉甘寒复法，而收内修外攘之功，岂不宜哉！

今·秦伯未《谦斋医学讲稿》

本方原治温病邪伏阴分，亦用于肝虚潮热。因鳖甲入肝滋阴，丹皮凉肝，青蒿清透少阴之热，佐以生地、知母养阴退蒸，对肝虚形成的潮热，恰恰符合。这种潮热多发于午后，伴见神疲汗出，形体消瘦，脉来细弱而数等。

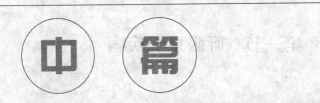

中 篇

临床应用

内 科

第一节 呼吸系统疾病

一、感冒

感冒是感受触冒风邪或时行病毒，引起肺卫功能失调，出现鼻塞、流涕、喷嚏、头痛、恶寒、发热、全身不适等主要临床表现的一种外感疾病。感冒又有伤风、冒风、伤寒、冒寒、重伤风等名称。感冒有普通感冒与时行感冒之分，中医感冒与西医学感冒基本相同，普通感冒相当于西医学的普通感冒、上呼吸道感染，时行感冒相当于西医学的流行性感冒。

感冒为常见多发病，其发病之广，个体重复发病率之高，是其它任何疾病都无法与之相比的。一年四季均可发病，以冬春季为多。轻型感冒虽可不药而愈，重症感冒却能影响工作和生活，甚至可危及小儿、老年体弱者的生命，尤其是时行感冒暴发时，迅速流行，感染者众多，症状严重，甚至导致死亡，造成严重后果。元·《丹溪心法·伤风》明确指出本病病位在肺，治疗"宜辛温或辛凉之剂散之"。《证治汇补·伤风》等对虚人感冒有了进一步认识，提出扶正祛邪的治疗原则。身体虚弱可以分为气血阴阳的虚弱，在症状上表现为，有普通感冒的症状外还有气血阴阳虚弱的症候表现。

阴虚感冒患者一般为平素体质是阴虚之人或是在感冒恰逢秋天气候干燥，病人不仅出现一般感冒的上呼吸道症状，还出现了鼻涕、痰液少，鼻子发干发热，口渴口干，面红，烦躁，五心烦热，舌红，苔少，脉数等兼症，在治疗时，不仅要宣散外邪，还应该兼顾阴虚的病机。

【临床应用】

梁氏[1]运用青蒿鳖甲汤治疗感冒中辨证属于阴虚感冒的75例病人，无论单纯或合有它病的阴虚感冒，均服用青蒿鳖甲汤加味。方剂组成有青蒿，鳖甲，桑叶，花粉，知母，丹皮。如果气虚明显者加太子参；咳甚加川贝、薄荷；阴虚甚加白薇，麦冬；痰中带血加藕节，生地炭。服药 1~6 剂感冒诸症消失者为治愈，服药 6 剂感冒有所减轻但未根除者为有效，服药 6 剂以上感冒诸症毫无改善或加重者为无效。结果治愈 55 例（占 73.3%），有效 15 例（占 20%），无效 5 例（占 6.6%），总有效率为 93.3%。其中属单纯阴虚感冒的 58 例，49 例获痊愈，9 例有效，合并有他病的 17 例患者，痊愈 6 例，有效 6 例，无效 5 例。

【病案举例】

1. 李某，女，7 岁，1987 年 9 月 18 日诊。患儿 1 岁时曾染肺结核，愈后常患感冒而缠绵。此次于 2 天前起病，始微恶寒，继发热且午后转甚，干咳少痰，纳减，神倦。查体温 38.2℃，脉搏 108 次/分，呼吸 27 次/分，血白细胞数 10.8×10^9/L。（其中中性 68%，淋巴 30%）。胸部透视：两肺清晰，可见肺结核钙化点，心膈正常。诊为阴虚感冒。治以滋阴解表，标本兼顾，方用青蒿鳖甲汤加味：青蒿、桑叶、花粉、知母、丹皮、菊花各 10g，鳖甲、太子参各 15g。煎服 2 剂后，诸症消失。嘱再进 2 剂并用黄芪甲鱼汤（黄芪 30g、甲鱼一尾炖汤）常服，以善其后。随访 3 年来未再感冒。[1]

按：患者曾染肺结核，伤及气阴，使患者体弱而容易感冒，这是体质上的原因。这次发病于两天前，出现发热且午后转甚，干咳少痰，纳减，神倦。此种疾病按照症状推及病的舌应为偏红，苔应为偏少，脉搏应该为细数，辨证上属于阴虚感冒。以滋阴解表的药物，方中花粉、知母、丹皮、鳖甲滋阴清热，太子参补气以治本虚，青蒿、桑叶、菊花清透在表之风热以解表达邪。多组药物共用，同奏滋阴解表之功。

2. 叶某，女，62 岁，2004 年 7 月 16 日初诊。感冒愈后持续低热 12 天。于炎暑时节感冒，高热汗出，头痛鼻塞，咽喉疼痛。经西药治疗（抗生素加地塞米松）5 天，高热已退，各种症状消失，惟低热不消，体温在 37.6~38.4℃，二便如常，口不干，苔薄白，脉略数。治以养阴透热。用青蒿鳖甲汤加减。青蒿、丹皮、银柴胡各 6g，鳖甲 30g（先煎），生地 24g，地骨皮 12g，秦艽 10g。3 剂。服 2 剂即体温已转正常，再以原方 3 剂巩固疗效。[2]

按：患者由于夏日感冒，根据症状应该为风热感冒。风热伤阴，再加上患者出现了高热汗出的情况，热能耗津液，汗即是阴液。故在各种症状消失以后还留有低热不消，并且见到苔薄白，脉略数，是为前感之邪气伤阴而导致，此时纯用滋阴又怕恋邪，单纯除邪又恐更加劫伤阴液，只能运用滋阴透热的办法，吴氏的青蒿鳖甲汤正合此时病机，故投之即取效。

3. 男，85 岁，2001 年 11 月 26 日初诊。其子代述：发热 10 余天，双下肢软弱不用 3 天。病后次日到某县级医院就诊，以"发热待诊"收入住院。入院后，经各项检查，无明显阳性体征，先后予抗生素、双黄连、清开灵治疗 1 周，体温仍波动在 37.16～39.15℃，3 天前出现双下肢无力不能下床，而出院准备后事。回家次日，有人建议中医治疗。刻下：发热午后为重，身痛伸屈不利，双下肢软弱无力，心烦失眠，每天只能进少许米粥维持，小便短少，大便数日未行。查：体温 39.15℃，血压 100/63mmHg，神清，面色潮红，形体消瘦，少气懒言，五官端正，巩膜无黄染，全身肌肉压痛，浅表淋巴结不大，舌嫩红，无苔，颈软，胸廓对称，心率 96 次/分，心音低沉，偶有期前收缩，两肺呼吸音略粗，时而闻及干性啰音，腹平软，肝脾未触及，腱反射减弱，双下肢肌力Ⅱ级，脉沉细数。辨证：素体阴虚，复感外邪，驱邪无力，邪气滞留，经气不利，卫阳被束。中医诊断为阴虚外感，西医为顽固高热（病毒性感染）。治以：滋阴清热为主，佐以疏散外邪。方用：青蒿鳖甲汤加味。药用：青蒿 15g，鳖甲 15g，生地黄 15g，知母 10g，栀子 10g，牡丹皮 10g，银柴胡 15g，麦冬 15g，五味子 9g，羌活 6g，独活 6g，玄参 12g，黄芩 10g，甘草 9g，1 剂。用法：上药煎汁 2 遍，合计 400ml，每次 100ml，日 2 次。2001 年 11 月 31 日复诊：服上药 1 剂，体温降至 37.14℃，身痛已消，精神转振，饮食增加，时有咳嗽，痰少而黏，解大便少许，入眠已安，双下肢已能活动，余症同前。辨证：外邪已解，阴虚未除，燥气伤肺，肠失濡润。治以：益气滋阴，润燥止咳。原方去羌活、独活、栀子。加西洋参 10g，麻子仁 10g，杏仁 10g，桃仁 12g，瓜蒌 24g。取 2 剂，用法同上。2001 年 12 月 8 日三诊：发热已退，咳嗽已止，精神恢复，饮食知味，二便正常，生活自理，舌淡红，苔薄白，脉和缓，病已痊愈。[3]

按：阴虚外感，本应滋阴祛邪，然予清热之法，重伤于阴，外邪不解，阴伤愈重，故发热不退。高年体衰，复因病加食减，四肢皆不得禀水谷之气，气益日衰，故肢弱不用。青蒿鳖甲汤功善养阴透热，加玄参、麦冬、五味子、银柴胡，以增滋阴清热之力；加少许羌活、独活解表祛邪，以治身痛；栀子、黄芩清热除烦，安神宁志。由于辨证明确，治法适宜，选药得当，故一诊病见起色，二诊危病告愈。

二、慢性支气管炎

是由于感染或非感染因素引起气管、支气管黏膜及其周围组织的慢性非特异性炎症。其病理特点是支气管腺体增生、黏液分泌增多。临床出现有连续两年以上，每持续三个月以上的咳嗽、咳痰或气喘等症状。

此病属于中医学的"咳嗽"、"痰饮"、"咳喘"范畴。其发生与发展常与外邪的反复侵袭，肺、脾、肾三脏功能失调密切相关。急性发作期，大多因肺气虚弱，卫外不固外邪入侵，以致咳嗽反复发作；或因久咳不已、反复发作，或因年老体虚，肺脾肾气虚，水津不布，痰饮内停，阻遏于肺，引起长期咳喘，或因吸烟、饮酒等因素伤及于肺，进而形成本病。病变经久不愈，则肺脾损及于肾，故病情严重者常伴有气喘不能平卧，动则尤甚等肾不纳气之候。

【病案举例】

肖某，女，74岁，1998年10月28日初诊。咳嗽、咳痰反复发作3年，加重1个月。近来咳嗽症状加重以干咳为主，呈阵发性剧咳，伴头晕、心悸、五心烦热、口干咽燥、纳眠欠佳，舌质红，有瘀点，舌苔少而干，脉细数。查体：双肺呼吸音粗，未闻干、湿性啰音；胸片显示：双肺纹理明显增多增粗，紊乱，以下肺野较明显，提示慢性支气管炎。证属肺阴亏虚，肺失宣降，治以滋阴降火，润肺止咳。方选青蒿鳖甲汤加味，处方：青蒿15g、鳖甲（先煎）20g、细生地15g，丹皮10g，知母10g，桔梗15g，杏仁10g，地骨皮15g，丹参15g，桃仁15g。服3剂后，咳嗽症状好转，纳稍增，其余症状如前，加五味子15g，山楂10g，甘草6g，取酸甘化阴之意，再进3剂，咳嗽愈，诸症好转，后予沙参麦门冬汤2剂调理，诸症告愈。随访半年，未见复发。[4]

按：患者年事较高，并且病程3年，慢性疾病病机上多有虚的存在，并且此次咳嗽、咳痰以干咳为主，并且伴见头晕、五心发热、口干咽燥、舌质红、苔少、脉细数的阴虚兼证，同时有瘀点等久病入血入络，故在治疗上选用既能够养阴入血透邪的青蒿鳖甲汤，合用丹参、桃仁等活血化瘀之品，并用桔梗、杏仁、地骨皮等引药入于肺系并且兼宣肺清热，用药考虑周全，正中病机，所以能收到良好的治疗效果。

三、肺炎

肺炎是指终末气道肺泡和肺间质的炎症，可由疾病微生物、理化因素免疫损伤、过敏及药物所致。细菌性肺炎是最常见的肺炎也是最常见的感染性疾病之一。日常所讲的肺炎主要是指细菌性感染引起的肺炎，此肺炎也是最常见的一种。

引起肺炎喘嗽的病因主要有外因和内因两大类。外因主要是感受风邪，寒温失调，风邪外袭而为病，风邪多夹热或夹寒为患，其中以风热为多见。肺脏娇嫩，卫外不固，如先天禀赋不足，或后天饮食失宜，久病不愈，病后失调，则致正气虚弱，卫外不固，腠理不密，而易为外邪所中。

肺炎的病变主要在肺。肺为娇脏，性喜清肃，外合皮毛，开窍于鼻。感受风邪，首先侵犯肺卫，致肺气郁闭，清肃之令不行，而出现发热、咳嗽、痰壅、气促、鼻煽等症。痰热是其病理产物，常见痰热胶结，阻塞肺络，亦有痰湿阻肺者，肺闭可加重痰阻，痰阻又进一步加重肺闭，形成肺的宣肃不行，导致症情加重。

【临床应用】

李氏[5]等用青蒿鳖甲汤治疗肺炎，设置了治疗组和对照组。所有病例均来源于长春中医药大学附属医院呼吸科门诊及治疗区患者。按就诊顺序随机分为两组，两组患者资料比较均无显著性差异。对照组使用头孢呋 0.15g，日 2 次口服，头孢抗生素过敏者服左氧氟沙星 0.13g，日 2 次口服。治疗组给予青蒿鳖甲汤口服，药物组成：青蒿、鳖甲、生地、知母、牡丹皮、太子参、玉竹、紫菀、款冬花、浙贝母，煎煮取汁300ml，每日 1 剂，日 3 次温服。

两组疾病疗效比较：治疗组总有效率为 86.167%。对照组总有效率为 73.133%。两组比较 $P < 0.05$。两组中医证候疗效比较：治疗组 30 总有效率为 90%；对照组总有效率为 70%。治疗组对改善发热、咳嗽、乏力等症状方面明显优于对照组。

随着社会人口的老龄化，老年社区获得性肺炎患病率不断上升，已成为威胁老年人健康的重要因素。老年社区获得性肺炎，中医辨病归属于风温肺热病，后期多以余热未尽，气阴两虚为常见证型，表现为低热、干咳、甚或咳声无力、痰少、神疲乏力、口干渴、纳差，舌质红，苔少或无苔，脉细数[6]，立法为益气养阴，透热止咳，以青蒿鳖甲汤加减化裁。方中青蒿芳香清热透络，引邪外出，鳖甲滋阴潜阳，二者合为君药；生地养阴生津，知母滋阴润燥，二者皆为臣药；太子参补气生津，玉竹养阴润燥，生津止渴，紫菀、款冬花两药配伍，润肺止咳化痰，牡丹皮清透阴分伏热，为佐药；浙贝母化痰散结为使药。

【病案举例】

1. 某女，52 岁。曾患肺炎已基本治愈，但半个月以来低热不退，干咳少痰，声音嘶哑，便干尿黄。查体：体温 37.8℃，舌红少苔，脉象细数，血常规化验正常。证属阴虚肺热，治宜养阴润肺。采用青蒿鳖甲汤加味：青蒿 10g，鳖甲 15g（先煎），知母 12g，生地 20g，丹皮12g，麦冬 18g，川贝母 10g，沙参 12g。服药 4 剂后，体温下降，诸症减轻，但时感心烦，故在原方中加用百合 15g，既清心安神，又润肺止咳。再进 3 剂，体温恢复正常，诸症消退。[7]

按：病人之前已经患过肺炎，肺的气阴已经受伤，邪热未见全退，而深伏于阴分，故可以见到低热，干咳少痰，舌红苔少，脉象细数等阴虚有热的表现。在治疗方法上应以养阴清热为主，佐以润肺止咳。方用青蒿鳖甲汤为主，直入阴分而清透泻热，再加麦冬、川贝母、沙参、百合以复损伤的肺阴。药症互相结合，所以能够收到预期的效果。

2. 王某某，女，曾患肺炎已基本治愈。但半个月以来低烧不退，干咳少痰、声音嘶哑，便干尿黄。查体体温 37.8℃，舌红少苔，脉象细数，血常规化验正常。证属阴虚肺热，治则宜养阴润肺。采用青蒿鳖甲汤加味。药味青蒿、鳖甲（先煎）、知母、生地、丹皮、麦冬、贝母、沙参。服药后，体温下降，诸症减轻。但时感心烦。故在原方中加用百合，既清心安神，又润肺止咳。再进剂，体温恢复正常。诸症消退。[7]

按：肺炎愈后，身体的气阴虚弱，以病人的表现干咳无痰、声音嘶哑、便干尿黄、舌红少苔来看，均属阴虚有热之象。故治则宜养阴清热为主，佐以润肺止咳。青蒿鳖甲汤正切合了疾病的病机，养阴清热，一可以祛除残存之热邪，二可以补益已伤之阴液。由于病人后来觉得心烦，又在原方中加了百合来滋阴安神，润肺止咳，标本兼顾，故可以收到良好的治疗效果。

3. 丁某，女，13 岁，因发热咳喘、咯痰、口唇紫绀，烦渴欲饮，胸痛气促，汗出，脉数，舌红苔黄。于 1992 年 3 月 12 日入院。中医辨证为邪热壅肺，经 X 线拍片诊断为支气管肺炎。静脉滴注青霉素、清开灵、氨茶碱等药。同时予以清热宣肺平喘之麻杏石甘汤加味治疗。8 天后上述症状大部分告愈。惟每天下午 6 时以后高热，体温在 39.2～39.8℃，夜间 12 时以后热渐退，热退无汗。已持续 1 周，更换抗菌素并用竹叶石膏汤加减治疗，效果不佳，发热如故。应家属之邀，1992 年 3 月 28 日晚 9 时余往会诊，证见：精神欠佳，形体消瘦，身热灸手，无汗，纳食尚好，心烦口干，舌质红，少苔，脉细数。证属阴分伏热，耗损阴液，治以养阴清热，透邪外出，方以青蒿鳖甲汤加味。青蒿 12g，鳖甲 15g，知母 10g，丹皮 10g，玄参 20g，生葛根 20g，生地 30g，甘草 6g，白芍 10g。3 剂后热渐退，原方再服 3 剂热退身凉，诸症渐愈。[8]

四、支气管扩张

支气管扩张是指一支或多支近端支气管和中等大小支气管管壁组织

破坏造成不可逆性扩张。它是呼吸系统常见的化脓性炎症。主要致病因素为支气管的感染阻塞和牵拉，部分有先天遗传因素。患者多有童年麻疹百日咳或支气管肺炎等病史。随着人民生活的改善，麻疹百日咳疫苗的预防接种，以及抗生素的应用等，本病已明显减少。由于本病的临床表现以咳嗽、咳血、咳痰为主，故在中医归于"咳嗽"、"咳血"、"肺痈"的范畴。痰瘀阻肺，郁久化热，热壅血瘀，蓄结痈脓，为其基本病机。复因外感风热、燥气、火邪或因纵酒、忿怒、忧郁，致百脉贲张，血行加速，血热妄行，脉络迸裂而咯血。正如《景岳全书》所记载："水亏则火盛，火盛则刑金，金病则肺燥，肺燥则络伤而嗽血。"若病程迁延不愈，致肺脾肾三脏俱虚，可见动则咳嗽，咯痰无力。

【临床应用】

王氏[6]运用青蒿鳖甲汤加减治疗支气管扩张咯血81例，疗效满意。81例均有慢性咳嗽、咳吐脓痰和反复咯血病史，使用方药：青蒿6g、醋鳖甲、白及、旱莲草各15g，生地、生代赭石（先煎）各30g，知母、丹皮各9g，制大黄、黄芩各10g，三七末3g（分冲），北沙参20g。每日1剂，每剂煎2次，分上、下午温服。加减：如咳血较多可加藕节、白茅根；如出现风热表证伴有发热、头痛、咽痛可加银花、连翘、牛蒡子；若肺热较盛，痰中脓血相兼者，加金荞麦、薏仁、冬瓜仁、鱼腥草；若暴怒伤肝，气郁化火，症见烦躁易怒，胁肋引痛，脉弦数者，宜加黛蛤散；若肝阳上亢，出现头痛眩晕，烦躁失眠耳鸣，伴血压增高，加石决明（先煎）、菊花、钩藤；若瘀血为患，咳血色紫成块，胸胁刺痛，加橘络、当归、牛膝。治疗结果81例中症状消失78例，总有效率96.3%，服药最少5剂，最多15剂。针对阴虚肺热肝火之病理故用青蒿清热透络、引邪外出，鳖甲直入肝经阴分，咸寒滋阴以退虚热，且能搜邪。青蒿配鳖甲能使厥阴邪气从少阳转出，生地、沙参、知母补肺益肾，滋阴清热结合他药加减共奏益气养阴清肺、平肝化瘀、止血之效。

五、肺结核

结核病是由结核杆菌引起的慢性传染病，可累及全身多个器官，但以肺结核最为常见。本病病理特点是结核结节和干酪样坏死，易形成空洞。临床上多呈慢性过程，少数可急起发病。常有低热、乏力等全身症状和咳嗽、咯血等呼吸系统表现。

结核俗称"痨病"，是结核杆菌侵入体内引起的感染，是青年人容易发生的一种慢性和缓发的传染病。肺痨是一种由于正气虚弱，感染痨虫，侵蚀肺脏所致的，中医学对肺痨的认识历史悠久，且逐渐深化。肺痨的致病因素主要有两个方面，一为感染痨虫，一为正气虚弱。本病的发病部位，主要在肺。由于肺开窍于鼻，职司呼吸，痨虫自鼻吸人，直趋于肺而蚀肺，故临床多见肺失宣肃之症，如干咳、咽燥、咯血，甚至喉疮声嘶等。本病病理性质的重点，以阴虚火旺为主。

【临床应用】

丘氏[9]在 10 年的临床中，运用青蒿鳖甲汤加味结合抗结核药治疗因肺结核发热的患者，疗效满意，现介绍如下。病患共 60 例，其中男性 40 例，女性 20 例。全部病例均经 X 线胸部摄片或胸部 CT 及集痰法涂片检查确诊为肺结核，且均经常规抗痨、抗炎治疗 2 周以上无效。全部病例均采用青蒿鳖甲汤加味配合西药常规抗痨治疗。方剂组成：青蒿 15g，鳖甲 20g，生地 15g，知母 12g，丹皮 10g。伴气虚明显者加黄芪、党参、炙甘草。痰热盛者加黄芩、桑白皮、瓜蒌仁。每日 1 剂，水煎早、晚分服。结果经服药 3~6 剂后，发热消失，停药后未再发者为显效。服药 6~10 剂后，发热消失，但停药后有复发，需连续用药者为有效。服药 15 剂以上发热无变化者为无效。结果显效者 50 例，占 83.3%，有效 6 例，占 10%，无效 4 例，占 6.7%。

【病案举例】

1. 徐某，男性，52 岁。因发热、咳嗽 3 个月入院。经胸部 X 线摄片诊为浸润型肺结核进展期。住院西医给予异胭肼、利福平、吡嗪酰胺及链霉素抗结核治疗并静脉滴注氨苄青霉素及头孢哌酮钠等抗炎治疗 2 周，体温仍在 38℃ 以上，以午后发热为甚。要求改用中药治疗。症见午后潮热、咳嗽、痰黄黏稠、无汗、胸痛、失眠多梦、舌淡红、苔薄、脉细数，证属肺阴亏虚，阴虚内热，痰热内郁，治用青蒿 15g，鳖甲 20g，生地 15g，知母 15g，丹皮 10g，地骨皮 20g，桑白皮 15g，瓜蒌仁 15g，黄芩 10g。每日 1 剂，水煎早、晚分服。服药 2 剂，午后潮热消失。咳嗽、咳痰减少，药中病机，继用 6 剂，体温正常，余证俱消。半年后随访无反复。常规抗痨治疗 1 年肺结核病告愈。[6]

按：肺结核进展期见到午后潮热多是由于肺结核伤及了病人的肺阴，咳嗽痰黄稠是阴虚有热的表现，失眠多梦、舌淡红、苔薄、脉细数等等，均是肺气阴受伤的表现，在治疗上，应该以滋阴清肺，豁痰除热为宜。青蒿鳖甲汤以鳖甲直入阴分，咸寒滋阴以退虚热；青蒿芳香，清热透络，引邪外出；生地、知母益阴清热；助鳖甲退虚热，丹皮凉血透热，全方组成具养阴透热之功效，使阴虚得复，邪热可去，从而达到益阴气，解除内热的效果。

六、结核性胸膜炎

结核性胸膜炎是由结核杆菌感染而引起的胸膜炎症。临床上常分为干性胸膜炎、渗出性胸膜炎、结核性脓胸（少见）三种类型。起病可急可缓，多较急骤。全身中毒症状有：中、高度发热、盗汗、乏力、全身不适等。局部症状可有胸痛、干咳，大量胸腔积液时可有气急、胸闷、端坐呼吸及紫绀。

【临床应用】

阳氏[10]等治疗结核性胸膜炎80例，均为1990年6月～1999年6月门诊病人，随机分为治疗组和对照组各40例。两组均采用西药治疗：利福平0.6g，异烟肼0.3g，每日1次，早晨空腹顿服。治疗组配服中药青蒿鳖甲汤加味方：青蒿30g，鳖甲15g，地骨皮30g，知母10g，丹皮10g，瓜蒌20g，葶苈子30g，旋覆花15g，茜草15g，猫爪草20g，大枣15g。发热恶寒明显者加柴胡20g，黄芩15g；胸胁疼重者加延胡索15g，川楝子10g；干咳明显者加沙参20g，川贝母10g。2天1剂，水煎分6次服，30天为1个疗程。疗程结束后观察症状及胸膜情况，进行胸部X线复查，统计治疗结果，并继续下个疗程。治疗组40例中治愈36例，占90%；好转2例，占5%；无效2例，占5%。对照组40例中治愈24例，占60%；好转10例，占30%；无效3例，占10%。两组治愈率比较有显著差异，治疗组疗效优于对照组。

【病案举例】

1. 孙某，男，30岁，教师，1993年3月16日初诊。主诉：干咳少痰20天，胸痛5天。患者20天前恶寒发热，干咳少痰，治疗后寒热好转，而干咳少痰加重，近5天来胸胁疼痛随咳嗽、呼吸加重，呼吸急促，痰中带血丝，口干咽燥，有胸胁下部压痛，体温37.5℃，脉搏88次/分，呼吸29次/分，右胸廓饱满。听诊：肺右侧呼吸音减弱，时有胸膜摩擦音。伴潮热盗汗，手足心热，食少乏力，舌红少苔，脉细数。血沉60mm/h，结核菌素试验阳性，胸部X线示右胸下部透明度减低，横膈活动减弱。血常规：血红蛋白11g/L，白细胞8×10⁹/L，中性粒细胞0.76，淋巴细胞0.20。西医诊为右侧结核性干性胸膜炎，中医诊为悬饮。治用利福平0.6g，异烟肼0.3g，每日1次早晨空腹顿服。中药用青蒿鳖甲汤加味方，每2日1剂，水煎服。1个疗程后，症状及体征消失，胸部X线示肺部病灶吸收钙化，结核菌素试验阴性。后用参苓白术散调治10天，随访半年，2次胸部X线复查，一切正常。[10]

按：结核性干性胸膜炎是由结核菌感染或结核菌的代谢产物引起胸

膜变态反应所致。西医用抗结核药物治疗，并配合一定的激素治疗，虽疗效好，但疗程长，获效慢，病情易进一步发展。而且激素治疗有一定的副作用。笔者认为依据中医理论的辨治原则，在用西药治疗的同时，配合中药青蒿鳖甲汤加味治疗，使疗效显著提高。说明采用中西医结合疗法治疗结核性干性胸膜炎疗程短、见效快、治愈率高，是一种值得推广的有效方法。患者出现干咳少痰、痰中带血、口干咽燥、潮热盗汗、手足心热、食少乏力、舌红少苔、脉象细数等等都因为患者阴虚有热，并且阴气伤耗的原因。在治疗的时候，应该以滋阴降火为治则，选方用青蒿鳖甲汤加味，符合病机，既可以滋久耗之阴液，也可以平因阴虚而导致的邪热。不仅仅缓解了病人的症状也大大缩短了疾病的疗程，体现了中西医学结合治疗疾病的优势。

2. 江某，男，50岁，2004年3月2日初诊。低热伴右胸胁胀闷隐痛2月。曾入住某医院，经检查诊断为结核性胸膜炎。予抗结核药物及多次抽吸胸水等治疗50余天，出院时X线胸片检查示右侧胸腔仅见少量积液，但低热仍不退，继续抗结核西药治疗。现低热（37.4～38.1℃），午后为甚，五心烦热，口干不欲多饮，右胁隐隐胀闷，形瘦体倦，舌质偏红、少苔，脉细略数。诊为悬饮，为阴虚发热治以养阴透热佐以泻肺行水。用青蒿鳖甲汤合葶苈大枣泻肺汤加味。青蒿、丹皮、银柴胡各6g，鳖甲（先煎）30g，生地、葶苈子（包煎）各24g，知母、桑白皮、桃仁各10g，地骨皮12g，大枣12枚。3剂，每日1剂，水煎服2次。3月7日复诊，体温正常，五心烦热消失，右胁胀闷减轻，体温37.11℃。再服5剂后症状完全消失。X线胸片示胸腔积液完全吸收，随访至今未再复发。[2]

按：患者经过入院的的抗结核治疗，病情在其临出院时已经基本的稳定，但是仍然有低热不退，右侧胸腔见到少量的积液，在继续予以抗结核药物治疗的同时运用中医药辨证论治，根据病人的症状低热（37.4～38.1℃），午后为甚，五心烦热为阴虚的症状表现无疑，而患者口干不欲多饮水则是由于阴虚而非邪热的表现，形瘦体倦，舌质偏红、少苔，脉细略数，表明舌脉都支持以上的辨证，右胁隐隐胀闷并在X线片中见到少量积液，这是为有饮邪停于胸膈，故以滋阴透热，宣肺泻饮为法，给予吴鞠通的青蒿鳖甲汤合葶苈大枣泻肺汤加味，药味与疾病的病机切合，取得巩固了疗效。

七、肺心病

是由慢性支气管炎、阻塞性肺气肿、支气管扩张、肺结核、支气管哮喘及尘肺等反复发作，进而引起右心室肥大，以至发展成右心衰竭的心脏病。因为此病发展缓慢，常常要数年或数十年才发展成为肺心病，所以，多见于老年人，是心肺功能障碍所引起的一种全身性疾病。

肺心病的主要临床症状是长期咳嗽、咯痰及不同程度的呼吸困难，特别是活动后或在阴冷季节里症状更为明显。在心肺功能代偿期，病人安静时可以没有症状，一旦稍微活动，就出现气短、呼吸急促、心悸、心前区疼痛、乏力、胸闷等症状。

肺心病在中医理论中属于"肺胀"的范畴，肺胀是指多种慢性肺系疾病反复发作，迁延不愈，肺脾肾三脏虚损，从而导致肺管不利，气道不畅，肺气壅滞，胸膺胀满为病理改变。病理因素有痰浊、水饮、瘀血、气虚、气滞，它们互为影响，兼见同病。

【临床应用】

谢氏[11]等应用青蒿鳖甲汤合麻杏石甘汤、真武汤治疗肺心病急性发作病人64例效果满意，现总结于下。大多数患者为1、2级以上心功能不全者。临床表现发热，咳嗽气喘，水肿。其中以发热、咳嗽为主者26例，以气喘、水肿为主者18例。主方青蒿30g，鳖甲10g，知母6g，生地6g，丹皮6g，炙麻黄6g，杏仁6g，石膏20g，附子6g，云苓10g，白芍10g，炒白术10g，生姜10g。每日1剂，水煎服。加减：以咳嗽、发热为主者加重大麻黄、杏仁、石膏用量；以气喘、水肿为主者加大附子，倍茯苓、生姜用量。以咳嗽、发热、气喘、水肿、心慌、胸闷症状消失为痊愈以咳嗽、发热、心慌、胸闷症状消失，气喘、水肿明显改善为显效以咳嗽、发热、气喘、水肿、心慌、胸闷无缓解或恶化为无效。结果64例中，痊愈20例，占30.6%，显效42例，占65.6%；无效2例，占3.1%。总有效率为96.90%。

【病案举例】

白某，男61岁。以发作性咳嗽、气喘10天，加重天3为主诉人院。入院时症见喘满咳逆不能平卧，吐白沫痰，动则喘息，伴发作性胸闷，心慌，失眠，发热（38.4~39℃），恶寒纳差，小便频数清长，大便稀溏，日3次。既往曾患慢性支气管炎，病情反复发作已40余年，肺气肿30余年，发现肺心病10余年，每至冬春复发。查体胸廓对称呈桶状，心浊音界缩小，心率120次/分，肋间隙增宽，双肺叩诊呈过清音，双肺底部可闻及干、湿性啰音，肝脏肋下2cm，可及，质韧，颈静脉怒张脾未及，肾区无叩击痛。血常规：血红蛋白85g/L，白细胞21.65×10^9/L，中性粒细胞0.95，淋巴细胞0.08。心电图：①窦性心动过速。②心肌缺血改变可见肺型P波尿常规及肝功、肾功无异常。入院中医诊断：喘证肺肾虚，风寒侵袭；西医诊断：①慢性支气管炎、肺气肿、肺心病并感染。②心力衰竭。

入院后给予间断吸氧，静脉点滴川芎注射液、生脉注射液、双黄连注射液，同时给予中药青蒿 30g，鳖甲 10g，知母 6g，生地 10g，丹皮 6g，细辛 3g，五味子 10g，炙麻黄 10g，杏仁 10g，附子 6g，肉桂 6g，云苓 15g，白芍 5g，生姜 10g。药进 3 剂，患者发热恶寒症状消失，心慌、胸闷、咳嗽、气喘改善上方加砂仁 10g，薏苡仁 20g，又进 3 剂后已不用输氧、输液，其心慌、胸闷消失，咳嗽、气喘明显改善，原方继服 10 剂，诸症消失，经调理后出院。[11]

按：慢性肺源性心脏病是由于肺的慢性病变影响了心脏的功能。属于中医喘证、痰饮、心悸、水肿、肺胀等范畴。一般本病则演变成肺肾虚弱，肺肾为化气行水的脏腑，肺虚则主通调的功能变弱，导致体内的水湿停聚不化，泛溢肌肤则发为水肿，若是水气凌心射肺可致心慌、胸闷，且可加重咳嗽、气喘。在此时用鳖甲滋阴退热、入络搜邪，青蒿芳香通络、引邪外出，生地甘凉滋阴，知母苦寒滋润，与青蒿、鳖甲、丹皮相配，共奏养阴退热、祛邪之功。结合麻黄、石膏宣肺泄热平喘，杏仁肃肺止咳，炙甘草益气和中，使肺之气机条达，宣降有权，用大辛大热之附子温肾暖土以助阳气，茯苓健脾淡渗以利水湿邪气，生姜辛温，既助附子温阳祛寒，又协茯苓等温散水气，佐以白术健脾燥湿，白芍缓急利小便，使阴水得制，水肿自消，诸药合用共奏补益肺肾、利水除湿、暖土平喘制水之功。

第二节　循环系统疾病

一、亚急性感染性心内膜炎

亚急性感染性心内膜炎常发生于风湿性心脏瓣膜病室间隔缺损，动脉导管未闭等心脏病的基础上，原无心脏病者也可发生病原体主要为细菌，其次为真菌、立克次体衣原体及病毒。主要表现为低中度发热、进行性贫血乏力、盗汗、肝脾肿大杵状指（趾），可出现血管栓塞现象，青壮年患者较多草绿色链球菌是该病的最主要致病菌，但近年来已明显减少，各种葡萄球菌溶血性链球菌、肠球菌及革蓝氏阴性菌已成为主要致病菌。

亚急性感染性心内膜炎属中医学"温病""发热"等范畴。病因病机上，为先天心脏禀赋不全，或六淫侵袭，病后失于调节，或劳倦思虑过度，情志不调，气血耗伤而致正气亏虚，温热之邪乘虚而入，内犯于心，阻塞经络，气血凝滞，耗气伤阴而致。病邪累及于心，可见心慌气短、心力衰竭或心脏出现杂音。

【病案举例】

沈某，男，29岁，农民，于1997年10月19日入院。住院号：973424。患者发热4周入院。4周前在无明显诱因下出现发热，头昏，恶心，呕吐，在当地私人诊所予青霉素治疗（具体剂量不详）。1周后，头昏好转，但仍有不规则发热，体温最高时达40℃。又给予地塞米松10mg加入5%葡萄糖溶液500ml，静脉点滴，每日1次，共用10余天。在某县医院检查尿常规，报告显示有颗粒管型。近1周来，病人咳嗽，咯白色痰液，夹带血丝，胸闷，心慌，纳呆，乏力。体格检查：体温36.1℃，血压105/75mmHg。神清，精神萎靡，皮肤及黏膜无出血点及黄染，浅表淋巴结未及肿大，咽部充血，扁桃体I度肿大，颈软，双下肺呼吸音减弱，无干、湿性啰音，心界向左下扩大，心率70次/分，律齐，于心尖区可闻及III级吹风样收缩期杂音，于主动脉瓣第2听诊区可闻及III级收缩期杂音，杂音向剑突下传导，腹软，无压痛，肝脾肋下未及，双下肢无水肿。四肢肌力、肌张力正常，舌红，苔薄白，脉细弱。10月19日血常规示：白细胞20.2×10^9/L，中性粒细胞0.9，淋巴细胞0.1，红细胞4.2×10^{12}/L。尿常规：红细胞（＋＋～＋＋＋），蛋白（＋），隐血试验阳性（＋＋）。血尿素氮15.6mmol/L，肌酐129.8μmol/L。B超示：脾肿大，肝胆无异常。心脏超声示：左室、左房、右室增大。心电图示：完全性右束支传导阻滞。胸片示：双肺可见散在性小斑片状密度增高阴影，心胸比率>1/2。入院后予5%葡萄糖氯化钠注射液250ml加青霉素640万U，静脉点滴，每日2次，链霉素0.75g，肌内注射，每日1次。中医辨证为气阴亏虚，邪热未尽，予益气滋阴透热法，予青蒿鳖甲汤合补中益气汤加减，青蒿10g，鳖甲10g，知母10g，生地10g，党参10g，黄芪15g，白术10g，陈皮9g，柴胡10g，升麻10g，白芍10g，当归10g，甘草3g。每日1剂，水煎服，早晚分服。住院第6天起未再发热，胸闷、心慌、咳嗽明显好转。住院2周后出院，出院时血常规检查示：白细胞5.3×10^9/L，中性粒细胞0.52，淋巴细胞0.48。血尿素氮9.2mmol/L，肌酐104μmol/L。病人胸闷、心慌明显减轻，纳食正常，未再咯血。[12]

按：该病人有先天性心脏病病史，此次不规则发热4周，有多处栓塞表现，如肺、肾、脾栓塞，虽然血培养阴性，但从临床上分析亚急性感染性心内膜炎是存在的。病人出现了咳嗽、咳白色痰液，夹带血丝，心慌、纳呆、乏力，舌质红，苔薄白的表现，在辨证上属于气阴两虚，舌质红并见咳嗽咳说明患者邪热未尽，故在治疗上益气养阴，予青蒿鳖甲汤合补中益气汤加减，以滋阴益气退热法。方中的药物有青蒿、知母退虚热，鳖甲、生地、白芍滋阴退热，黄芪、党参、白术、甘草益气健脾，升麻、柴胡既升清阴，又能透泄邪热，当归补血养阴，陈皮理气行气。诸药合用，共达补虚退热之功。

二、病毒性心肌炎

心肌炎是反映心肌中有局限性或弥漫性的急性、亚急性或慢性炎性病变。心肌炎常为各种全身性疾病的一部份。多数患者在发病前有发热、全身酸痛、咽痛、腹泻等症状，反映全身性病毒感染，但也有部分患者原发病症状轻而不显著，须仔细追问方被注意到，而心肌炎症状则比较显著。心肌炎患者常诉胸闷、心前区隐痛、心悸、乏力、恶心、头晕。临床上诊断的心肌炎中，90% 左右以心律失常为主诉或首见症状，其中少数患者可由此而发生昏厥或阿－斯综合征。极少数患者起病后发展迅速，出现心力衰竭或心源性休克。

病毒性心肌炎在中医的历代文献中均有所记载，属无其名有其实，中医"胸痹"、"心悸"、"虚劳"以及"温病"的诸多变证都涵盖此病。东汉名医张仲景在《伤寒论》中就有"心动悸，脉结代，炙甘草汤主之。"之论述。中医学在治疗这个疾病的过程中也积累了非常丰富的经验。

【病案举例】

1. 汪某，男，30 岁，于 1989 年 8 月因发热，全身不适 2 个月余，以"发热待查"入院。自述于 2 个月前受凉发病，发热入夜尤甚，体温高达 40℃，伴心悸，胸闷，乏力，恶心，头昏等症状，多次服用治疗感冒药物无效，为此入我院求治。查体 39.8℃，面色晦滞，舌红干，脉细弱，心界明显扩大，心率 88 次/分，律齐，心尖部可闻及收缩期三级杂音及细小的心包摩擦音，白细胞 8.9×10^9/L，中性粒细胞 0.76，淋巴细胞 0.24，血沉 32mm/h，胸片示心界扩大，心胸比率约 0.62，心电图提示心肌缺血，诊断"病毒性心肌炎"，辨证属阴虚发热，兼心气不足，以青蒿鳖甲汤为主治之。

处方：生鳖甲、板蓝根、党参各 30g，青蒿 5g，生地、知母、五味子、赤芍、川芎、麦冬各 15g，丹皮、丹参 25g。水煎服，服药后体温渐降，1 周后恢复正常，连服 10 余剂，西药予以大剂量维生素及能量合剂，经复查均正常，住院 42 天，痊愈出院。[13]

按：本例患者虽然是急性的发热，可是病位在心，深入厥阴之位，而非一般的解热透气的药物所能治愈。根据患者的情况，发热入夜尤甚、心悸、乏力、恶心等属于阴虚邪热留恋的情况，故在治疗上选用青蒿鳖甲汤，可以深入厥阴的方剂，加用有活血化瘀滋阴效果的药物，并且同时重视扶正祛邪，虽然病情比较急，却能够在较短的时间里让患者恢复健康，在临床上值得我们借鉴。

2. 王某，女，17岁。于2004年5月就诊。于半年前患病毒性心肌炎，经住院治疗月余临床控制而出院。出院后1个月，恢复上学，由于学习紧张，不能很好休息，自感心悸，胸闷，并有食欲差，失眠，疲倦感。心电图提示：窦性心动过速，心率104次/分。心脏彩超：无异常发现，心肌酶谱测定：在正常范围内。舌质嫩红、苔薄黄、脉象细数。脉症合参，系阴虚热伏，痰热内扰。治以滋阴清热、化痰和胃。方用青蒿鳖甲汤合黄连温胆汤加味。青蒿15g，鳖甲（先煎30分）、炒枣仁各30g，牡丹皮15g，干生地、茯神、知母、竹茹、生甘草各10g，黄连、橘红、炒枳实各6g，生姜5g，水煎服。二诊：上方服用7剂，心悸、失眠好转，但他症如故，舌脉同前。上方去竹茹，加鸡内金20g，仙鹤草30g。三诊：继服7剂，饮食增加，精神振作，睡眠安然，舌苔转为薄白，脉细，心率92次/分。加生麦芽30g。四诊：服10剂，心悸、胸闷已失，身感有力。改生脉饮口服液（含西洋参）以善后，2个月后随访，生活、学习正常，无不适之感。[14]

按：患者因为病毒性心肌炎经过入院治疗后，由于休息不当，自感心悸，胸闷，并有食欲差，失眠，疲倦感。这是病后正气虚弱的表现，而见其舌质红，脉象细数为正虚偏于阴虚的见证。胸闷，并有食欲差并且舌苔薄黄是为有痰湿之邪化热的表现，所以根据病机运用青蒿鳖甲汤和黄连温胆汤加减。

三、高血压

高血压病是指在静息状态下动脉收缩压和/或舒张压增高（ > = 140/90mmHg），常伴有脂肪和糖代谢紊乱以及心、脑、肾和视网膜等器官功能性或器质性改变，以器官重塑为特征的全身性疾病。休息5分钟以上，2次以上非同日测得的血压 > = 140/90mmHg可以诊断为高血压。

此病在中医学属于眩晕的范畴，眩晕是由于情志、饮食内伤、体虚久病、失血劳倦及外伤、手术等病因，引起风、火、痰、瘀上扰清空或精亏血少，清窍失养为基本病机，以头晕、眼花为主要临床表现的一类病证。眩即眼花，晕是头晕，两者常同时并见，故统称为"眩晕"，其轻者闭目可止，重者如坐车船，旋转不定，不能站立，或伴有恶心、呕吐、汗出、面色苍白等症状。

【病案举例】

眩晕（高血压病）徐某，男，37 岁。于 2005 年 10 月就诊。患高血压病 5 年余，服用硝苯地平缓释片、卡托普利等药，可使血压稳定在 140/90mmHg 左右，并间断性服用盐酸氟桂嗪，但近月余眩晕频作，多普勒提示：左侧大脑中动脉供血不足，血管痉挛。眼底检查示：视网膜动脉硬化。刻诊：眩晕月余，已影响正常生活，甚则卧床休息，不欲视物，小便频而赤，有尿等症状，舌质红赤，苔薄干腻，舌后呈花剥样脱苔；脉象弦紧细。证属肝肾阴虚，湿热浸润，法当滋养肝肾，清化湿热。方取青蒿鳖甲汤合滋肾通关丸加味。青蒿、杭菊花、茺蔚子各 15g，鳖甲 30g（先煎 30 分钟）、白茅根各 30g，干生地、知母、牡丹皮、黄柏、生甘草各 10g，肉桂 5g，水煎服。二诊：上方服用 7 剂，眩晕有所减轻，但两眼仍不欲视物，加草决明 30g。三诊：继服 7 剂，眩晕已去大半，舌苔后部薄润，但服后大便稀薄，一日 3 次，减草决明为 15g，并加生山楂、马齿苋各 30g。四诊：继服 7 剂，眩晕已除，两眼视物正常，二便已无异常。后以左归丸合石斛夜光丸巩固之。[14]

按：此例从脉证分析，显系肝肾阴虚，湿热内蕴所致。故取青蒿鳖甲汤滋养肝肾之阴，兼以清化湿热。后者取李东垣滋肾通关丸，方中知母滋阴，黄柏泻火，贵在用肉桂温肾，以利湿浊之气化；并加白茅根滋阴利尿，杭菊花清肝明目，茺蔚子祛瘀导滞，并有利于血压之稳定。后加草决明清肝明目，通腑降压。此例眩晕，舌红脉细，为阴虚阳亢所致，似可选用地黄丸类方，但方中茯苓、丹皮、泽泻有伤阴之弊，不若青蒿鳖甲汤养阴泻火力大。后加生山楂、马齿苋即可涩肠止泻，又有活血化瘀，清热降压之效。笔者体会，若有脾虚泄泻或脾胃虚寒病症者，应慎用青蒿鳖甲汤。

第三节　消化系统疾病

一、慢性浅表性胃炎

浅表性胃炎是最常见的慢性胃部炎症，是指炎症累及胃黏膜的浅层，但也可累及深层。浅表性胃炎可分为轻度、中度和重慢性浅表性胃炎度。慢性浅表性胃炎缺乏特异性症状，症状的轻重与胃黏膜的病变程度并非一致。大多数病人常无症状或有程度不同的消化不良症状如上腹隐痛、食欲减退、餐后饱胀、反酸等。个别病人伴黏膜糜烂者上腹痛较明显，并可有出血。

慢性浅表性胃炎属于中医学中的"胃脘痛""腹胀""嘈杂""痞满"等范畴，中医对其进行辨证治疗，可分"肝胃不和型"、"湿热中阻型"、"脾胃虚弱型"、"胃络瘀阻型"等各种类型。其发生的病因主要为外感寒邪，饮食所伤，情志不遂，脾胃虚弱等。

【病案举例】

陈某某，男，36 岁，1999 年 1 月 21 日初诊。上腹部隐痛反复发作 1 年。曾用制酸剂及胃动力调节剂治疗，症状无明显好转。B 超检查肝、胆、脾、胰无异常。胃镜检查提示：胃窦部黏膜表面呈红白相间，无出血点及糜烂点，表面尚平滑，诊为慢性浅表性胃炎。诊见：上腹部隐痛、口干、大便干结、舌质红、苔少而干、脉细数。证属胃阴亏虚，治宜滋阴降火，养阴益胃。处方：青蒿 15g，鳖甲（先煎）25g，知母 10g，生地 20g，丹皮 12g，沙参 15g，麦冬 15g，百合 10g，石斛 12g，甘草 4g。每日 1 剂，水煎服。连服 1 周，上腹部隐痛症状缓解，加鲜莲子 15g，鸡内金 15g，茯苓 20g，再服 7 天，症状消失，复查胃镜，见窦部黏膜表面红相明显减少，提示炎症好转，随访 1 年，症未复发。[4]

按： 慢性浅表性胃炎属中医"胃脘痛"范畴，而我们在临床上治疗阴虚型的慢性浅表性胃炎考虑"益胃汤"、"沙参麦冬汤"比较多，此例根据实际情况出发，因为患者为阴虚夹热型的胃炎，打破常规，大胆运用了青蒿鳖甲汤治疗，开拓了临床上我们治疗慢性浅表性胃炎的新思路，同时也收到了良好的效果。后期加用健脾除湿的莲子、鸡内金、茯苓收尾，巩固疗效。

二、老年性便秘

便秘是排便次数明显减少，每 2～3 天或更长时间一次，无规律，粪质干硬，常伴有排便困难感的病理现象。有些正常人数天才排便一次，但无不适感，这种情况不属便秘。便秘可区分为急性与慢性两类。急性便秘由肠梗阻、肠麻痹、急性腹膜炎、脑血管意外等急性疾病引起；慢性便秘病因较复杂，一般可无明显症状。

中医认为便秘是指由于大肠传导功能失常导致的以大便排出困难，排便时间或排便间隔时间延长为临床特征的一种大肠病证。此既是一种独立的病证，也是一个在多种急慢性疾病过程中经常出现的症状，本节仅讨论前者。中医药对本病证有着丰富的治疗经验和良好的疗效。《内经》中已经认识到便秘与脾胃受寒，肠中有热和肾病有关，如《素问·厥论篇》曰："太阴之厥，则腹满䐜胀，后不利。"便秘的病因是多方面的，其中主要的有外感寒热之邪，内伤饮食情志，病后体虚，阴阳气血不足等。本病病位在大肠，并与脾胃肺肝肾密切相关。

【病案举例】

梁某某，男，76 岁，1999 年 11 月 20 日初诊。便秘反复发作半年，每次服用大苏打片或酚酞片则能解出，近半个月来服用上药无效而就诊。症见：大便秘结难解，伴口干、五心烦热、舌红、苔少、脉细数。查体：左下腹部可扪及粪块。遵循急则治标的原则，立即给予开塞露一只塞肛，排除羊粪样大便。取少量大便送检，常规检查无异常。证属老年性便秘（阴虚火旺）。治宜养阴生津，退热通便。方用青蒿鳖甲汤合增液汤加减，处方：青蒿 15g，鳖甲（先煎）15g，细生地 20g，知母 10g，玄参 15g，麦冬 12g，地骨皮 15g，鲜梨皮（自备）20g，炙甘草 4g。每日 1 剂，连服 3 剂，服完药后大便已通，自觉症状好转。再连服 3 剂，便软，隔日解 1 次，之后嘱用食疗调理肺胃，以沙参、玉竹、太子参、百合、淮山药、杞子适量煲猪骨头汤，每周 2 次。随访半年，便秘未再发作。[13]

按：老年性便秘多以虚论治，或气虚，或阳虚，或阴虚，这与老年各器官功能减退引起代谢不畅有关。而阴虚证的主要原因是肾阴亏虚，阴虚火旺，虚火伤津灼液，津液干结而便秘。正如《医学启源·六气方治》曰："脏腑之秘，不可一概论治，有虚秘，有实秘，有风秘，有气秘，有冷秘，有热秘，有老人津液干结，妇人分产亡血，及发汗利小便，病后气血未复，皆能作秘。"本例患者属阴虚火旺，津液干结之便秘。治疗上既要滋阴降火、又要养阴生津，以增水行舟，笔者取青蒿鳖甲汤善清虚火之功，配合增液汤养阴生津，使阴火降、津液生以达到润肠通便的作用。

三、肝炎

肝炎是肝脏的炎症。肝炎的原因可能不同，最常见的是病毒造成的，此外还有自身免疫造成的。酗酒也可以导致肝炎。病毒性肝炎还有丙型肝炎、丁型肝炎、戊型肝炎和庚型肝炎。过去被定为己型肝炎病毒的病毒现在被确定为乙型肝炎病毒的一个属型，因此己型肝炎不存在。慢性肝炎发展为肝硬化，是肝纤维化的结果。发生机制尚未完全阐明。尚见于亚急性、慢性重型肝炎及隐匿起病的无症状 HBsAg 携带者。肝硬化属于中医"鼓胀"的范畴，中医学认为，肝炎肝硬化持续低热属中医"内伤发热"范畴，多由于肝硬化患者肝郁脾虚，肝脾功能失调，气血涩滞，壅塞不通，形成癥瘕积聚。积聚日久，病延及肾，以致气滞、血瘀、水停腹中而成鼓胀。

【临床应用】

陆氏[15]自2002年以来，采用青蒿鳖甲汤治疗本症34例，取得满意疗效，现报告如下。34例均为本院住院患者，以青蒿鳖甲汤为基本方：青蒿10g，鳖甲20g（先煎），生地20g，丹皮15g，知母10g。每日1剂，水煎去渣取汁300ml，分2次温服。连续服用4周为1个疗程。辨证加减：湿热蕴结者加茵陈、黄芩、薏苡仁、泽泻；脾虚湿盛者加生黄芪、山药、茯苓、车前草；肝郁血瘀者加炮甲珠、川芎、郁金；腹水者加陈葫芦、大腹皮；发热加重者加地骨皮、白薇、胡黄连。治疗结果观察到痊愈（发热消退，且停药后3个月未出现病情反复）21例；有效（体温较前下降，但未降至正常，或有时低热有时正常）8例；无效（发热无变化）5例。总有效率为85.129%。

【病案举例】

王某，男，57岁。因乙型病毒肝炎肝硬化3年伴持续低热5个月而入院。症见午后低热，体温波动在37.6~38.5℃，发热时无恶寒，伴肢软乏力，口干苦，尿黄，大便干，失眠多梦，食欲不振，舌质红，苔白，脉细滑。实验室检查：肝功能谷丙转氨酶56u/L、谷草转氨酶78u/L、白蛋白34g/L、球蛋白38g/L、总胆红素定量5113μmol/L、直接胆细素2517μmol/L；病毒标志物HBsAg（+）、抗HBe（+）、抗HBc（+），乙型肝炎病毒DNA619×104cope/ml。B超提示：肝硬化，脾增厚，并伴少量腹水。给予护肝治疗后肝功能好转，但发热症状无明显改善。遂给予青蒿鳖甲汤加减：青蒿10g，鳖甲20g（先煎），生地20g，丹皮15g，知母10g，黄芩10g，泽泻15g，薏苡仁30g，枳壳15g，每日1剂，水煎去渣取汁300ml，分2次温服。治疗2周后体温恢复正常，诸症缓解。巩固治疗2周后出院。停药后随访3个月未出现发热症状。[15]

按： 本病例上王某患有肝硬化3年并且伴持续的低热5个月，属于中医慢性发热疾病的范围。而入院的时候见低热、无寒，伴有肢软乏力，口干苦，尿黄，大便干，失眠多梦，食欲不振，舌质红，苔白，脉细滑等表现，是为久病导致身体的气阴两伤，热邪留恋于机体。失眠多梦、脉象带滑、发热即是邪热不除的表现。此状态的治疗大法为清透热邪的同时补益气阴，运用吴鞠通的青蒿鳖甲汤切合此疾病的病机，此方剂主治温病后期热伏阴分证。方中鳖甲滋阴清热，入络搜邪；青蒿芳香透络，引邪外出，两药相合，滋阴清热，内清外透；生地清阴络之热；

丹皮泻血中伏火；知母退热消蒸。因为肝在阴位，慢性肝炎有多与肝胆的湿热有关系，故在治疗的时候加用了黄芩、薏仁等清热除湿之药物，使药到病除，取得了良好的效果。

四、肝炎后综合征

肝炎后综合征，系由病毒性肝炎愈合后所出现的以植物神经紊乱为特点的综合病症，也称恢复期肝炎综合征。由于本病是肝炎后所出现的功能性改变，患急性病毒性肝炎后，经处理大多数在几个月内痊愈，消化道症状消失，肝脏大小及肝功能恢复正常，但有少数病人仍持续性出现周身乏力，头晕头胀，胸闷心慌，失眠多梦，易疲劳出汗以及食欲不振，

上腹部或右季肋部隐痛不适等表现，并与情绪状态有关，时轻时重，可持续数月到数年。此时行肝活检病理检查无异常发现。中医学没有特定的病名，但是可以根据其主要的症状进行辨证论治。

【病案举例】

杨某，女，32 岁，干部，1994 年 9 月 28 日就诊。患者曾于 1994 年 3 月罹患急性黄疸型甲型肝炎，经治疗后，肝功、B 超等均正常。但始终有症状，多次服药效果欠佳。诊时右胁隐痛，夜间烦热，口干咽燥，头晕目涩，少寐多梦，神疲乏力，大便干结，小便短赤，舌红少苔，脉细弦数。此乃阴虚热伏，治以滋阴透热之法。方用青蒿鳖甲汤加味：青蒿 15g，鳖甲 20g，生地 15g，丹皮、知母各 10g，枸杞、浮小麦各 30g，茯苓、沙参、枣仁各 15g，甘草 5g，日 1 剂，连服 20 剂。诸症消失。[16]

按：患者患甲型肝炎虽然各项化验指标均已正常，但是临床症状仍然存在。可见患者夜间烦热、口干咽燥、头晕目涩、疲倦乏力、舌红少苔、脉细弦数等属于气阴两伤而余邪不去伏于阴分的情况，故而选方用药上用青蒿鳖甲汤滋阴清热透邪外出，沙参、枣仁补益气机，病情的各个方面均能兼顾，故能够收到比较良好的疗效。

五、肝纤维化

肝纤维化是指肝脏内弥漫性细胞外基质（特别是胶原）过度沉积。它不是一个独立的疾病，而是许多慢性肝脏疾病均可引起肝纤维化，其病因大致可分为感染性（慢性乙型、丙型和丁型病毒性肝炎，血吸虫病等），先天性代谢缺陷（肝豆状核变性、血色病、$\alpha 1$ - 抗胰蛋白酶缺乏症等）及化学代谢缺陷（慢性酒精性肝病、慢性药物性肝病）及自身

免疫性肝炎、原发性肝汁性肝硬化和原发性硬化性胆管炎等。

　　肝硬化所形成是的主要两大危害：一是由于肝组织结构的破坏，使肝内血管受压扭曲、闭锁或动脉与静脉之间出现"短路"吻合，造成门静脉系统血管阻力增大，形成门静脉高压，导致脾肿大、腹水生成和胃底食管静脉曲张，有上消化道曲张静脉破裂出血的潜在危险；二是正常肝细胞之间的血液微循环通道因纤维组织成分的沉积而造成循环障碍，影响肝细胞的血液供应，使因炎症受损的肝细胞不易修复甚至加重损伤，直至功能正常的肝细胞愈来愈少，最后导致肝功能衰竭。两大危害都是致命的。

【临床应用】

　　王宏论等[17]观察温病经典方剂青蒿鳖甲汤抗慢性乙型肝炎肝纤维化的作用，寻找抗肝纤维化的有效方剂。选择慢性乙型肝炎肝纤维化患者143例，随机分为青蒿鳖甲汤治疗组75例和大黄䗪虫丸对照组68例进行疗程相同的对照治疗。观察项目为血清透明质酸、2型前胶原、层黏蛋白、Ⅳ型胶原。结果治疗组血清透明质酸、2型前胶原、层黏蛋白、Ⅳ型胶原均有明显下降，两组比较有显著性差异（$P < 0.01$）。在中医辨证施治方面，治疗组对各证型的肝纤维化均有显著疗效（$P < 0.01$）。而对照组比较适合于气滞血瘀型的肝纤维化患者。结论青蒿鳖甲汤联合辨证用药的抗纤维化作用比大黄䗪虫丸疗效更好，是一种抗肝纤维化较好的治疗方法。

　　按：肝纤维化是慢性肝病共有的病理特征，是各种病因导致肝硬化的病理基础，肝纤维化，不象肝硬化那样不可逆。只要根据情况给予正确的干预措施是可以逆转肝纤维化的病程的。上述临床试验的研究者基于对肝硬化多年的研究，认为肝纤维化与中医辨证的关系虽然很复杂，但基本病机应为正虚邪实。多是由于各种邪气久伏，损伤肝肾，导致虚热内生，虚热进一步耗散正气而导致正气难复。出自《温病条辨》的青蒿鳖甲汤，为治温病后期邪伏阴分之妙方，方中"以鳖甲蠕动之物，入肝经至阴之分，既能养阴，又能人络搜邪，以青蒿芳香透络，从少阳领邪外出，细生地清阴络之热，丹皮泻血中之伏火，知母者，知病之母也，佐鳖甲、青蒿而成搜剔之功焉"。现代研究也证实，青蒿、知母具有抑制 HBsAg 活性的作用，生地在抗肝纤维化过程中具有抑制胶原合成的作用，丹皮对乙型肝炎病毒、DNA－P 直接抑制率达50%以上。鳖甲有滋阴潜阳和软坚散结作用，它们都是治疗肝纤维化应用最广的药物，现代研究证明其含有大量的氨基酸，并具有抑制肝纤维增生，促进肝内新生纤维吸收的作用。综上分析，青蒿鳖甲汤不论从中医还是西医的理论方面，都支持对于慢性肝纤维化的具有治疗作用的实事[17]。

第四节　泌尿系统疾病

一、慢性肾盂肾炎

慢性肾盂肾炎是细菌感染肾脏引起的慢性炎症，病变主要侵犯肾间质和肾盂、肾盏组织由于炎症的持续进行或反复发生导致肾间质、肾盂、肾盏的损害，形成疤痕，以至肾发生萎缩和出现功能障碍。平时病人可能仅有腰酸和（或）低热，可没有明显的尿路感染的尿痛，尿频和尿急症状，其主要表现是夜尿增多及尿中有少量白细胞和蛋白等。病人有长期或反复发作的尿路感染病史，在晚期可出现尿毒症。

【临床应用】

马氏[18]选择 60 例慢性肾盂肾炎患者（均来自本院门诊和住院部），随机分为治疗组和对照组，治疗组 60 例，女 45 例，男 15 例，年龄 11～75 岁。两组临床资料比较无显著性差异（$P > 0.05$）。治疗组服用中药青蒿鳖甲汤 100ml，早晚各 1 次温服；对照组：采用西医常规及时对症治疗。治疗组治愈 49 例，好转 9 例，无效 2 例（占 3.33%），总有效率为 96.67%；对照组 40 例，治愈 21 例，好转 10 例，无效 9 例（占 22.5%），总有效率 77.5%。两组有效率有显著差异（$P > 0.05$）。随访复发率：治疗组 60 例，复发 7 例，占 11.67%；对照组 40 例，复发 17 例，占 42.5%。复发率有显著差异性（$P > 0.05$）。

【病案举例】

张荣，女，65 岁，退休干部，腰酸困，纳食乏力，低热，形瘦，易感冒，午后热甚，晨起缓解，小便红，便时干，舌质红、苔少，脉细数。曾先后在外地多家医院服用中西药调整，诊断明确为慢性肾盂肾炎。患者因长期就诊，经济、心情均受到影响，伴烦躁，易怒，不想见人，心悸。投以青蒿鳖甲汤加仙鹤草、大枣。方药：青蒿 12g，鳖甲 30g，生地 12g，知母 9g，丹皮 9g，仙鹤草 15g，大枣 7 枚。5 剂水煎服，早晚各 1 次。二诊：患者自觉症状明显改观，精神饮食增强，情绪乐观，仍以青蒿鳖甲汤加减治疗 1 个月，临床症状消失，随访 3 年未见复发，效果稳定。[18]

二、慢性肾功能衰竭

慢性肾功能衰竭简称慢性肾衰，由于肾单位受到破坏而减少，致使肾脏排泄调节功能和内分泌代谢功能严重受损而造成水与电解质、酸碱平衡紊乱出现一系列症状、体征和并发症。小儿慢性肾衰的原因与第1次检出肾衰时的小儿年龄密切相关。5岁以下的慢性肾衰常是解剖异常的结果，如肾发育不全、肾发育异常、尿路梗阻以及其他先天畸形；5岁以后的慢性肾衰则以后天性肾小球疾病如小球肾炎、溶血性尿毒综合征或遗传性病变如眼－耳－肾综合征、肾囊性病变为主。

各种慢性肾脏疾病，随着病情恶化，肾单位进行性破坏，以至残存有功能肾单位不足以充分排出代谢废物和维持内环境恒定，进而发生泌尿功能障碍和内环境紊乱，包括代谢废物和毒物的潴留，水、电解质和酸碱平衡紊乱，并伴有一系列临床症状的病理过程，被称为慢性肾功能衰竭。

【病案举例】

1. 患者张某某，女性，45岁，因双侧腰痛5年，少尿1个月入院，住院号9902534。5年前患慢性肾小球肾炎。入院时症见全身浮肿，颜面尤甚，尿少，双侧腰痛，恶心呕吐，身体倦怠，纳呆，舌红苔腻微黄，脉滑数。体格检查：体温37℃，脉搏89次/分钟，呼吸25次/分钟，165/105mmHg；全身浮肿，睑结膜苍白，双肺（－），心界左下扩大，二尖瓣听诊区闻及三级收缩期吹风样杂音，不传导，双肾区叩痛。实验室检查：血常规：白细胞5×10^9/L，红细胞40×10^{12}/L，血红蛋白98106g/L，红细胞60%，淋巴细胞比例38%，单核细胞比例2%；尿常规：黄少，蛋白（＋＋），细胞管型3~5个/Hp，红细胞（＋）；血清肌酐630umol/L，血清尿素氮60mmol/L，二氧化碳结合力17mmol/L。入院诊断：慢性肾小球肾炎，慢性肾功能不全尿毒症期。经中药（大黄、龙骨、牡蛎）煎液灌肠、利尿、纠正酸中毒、降血压等治疗月余，诸症未见好转，肾功能检查也无改善，邀余诊治。舌脉症俱同前，参病家久病，乃邪毒入络，与血互结。仿吴鞠通青蒿鳖甲汤法，直入阴络搜剔邪毒，处方：鳖甲、青蒿、丹皮、蝉衣、半枝莲、紫花地丁、猪苓、薏苡仁各12g，地龙、丹参各20g，藿香、佩兰、荷叶、荆芥各9g，炙甘草5g。鳖甲先煎，青蒿、蝉衣、荷叶后下，水煎服，日1剂。服药中根据患者舌脉及恶心呕吐等症变化，后四味药量酌情加减。患者久病伤肾，加服金匮肾气丸调补肾气，10粒/次，3次/日。余治疗同前。连续服用35剂，诸症消失，精神较佳，食欲恢复，肾功能检查血尿素氮15mmol/L，血清肌酐295mmol/L。再巩固治疗半个月出院。[19]

按：慢性肾功能衰竭多由各种泌尿系疾病发展而来，如慢性肾小球肾炎等，使肾单位受损，不能排泄机体之代谢废物，使血中尿素氮、肌酐水平明显高于正常，甚至出现尿毒症，是临床较为棘手的一个常见病。目前还没有一劳永逸的治疗方法，只能通过透析（直肠透析、腹膜透析、血液透析）以及肾移植等方法延长患者的生命，而且费用较高，患者难以承受高额医疗费。从中医学角度看，慢性肾功能衰竭尿毒症相当于中医学的水肿、癃闭、关格等病证范畴。多为六淫外邪侵入人体，久留不去，伤及内脏，尤其损及肾脏，不能正常气化，以致小便不利，不能排除机体代谢废物，在体内堆积而成尿毒。此尿毒可以理解为邪毒，既为邪毒在里，则可遵循金元名医张从正"攻邪已病"的原则祛邪外出。此邪毒之所以久留体内不去，一方面因为肺、脾、肾等脏器代谢水液功能障碍，内蓄体内；另一方面是因为邪毒已深入阴分，难以祛除。本病治疗上一般从调理肺、脾、肾三脏着手，调整气化，改善体内水液代谢。笔者临证在调理肺、脾、肾的同时，遵循吴鞠通青蒿鳖甲汤入阴分搜邪之思路，配合此方加减运用，收到较好的疗效。

第五节　血液系统疾病

一、特发性血小板减少性紫癜

特发性血小板减少性紫癜是小儿最常见的出血性疾病。其特点是自发性出血，血小板减少，出血时间延长和血块收缩不良，骨髓中巨核细胞的发育受到抑制。根据北京儿童医院 1955～1980 年因出血性疾病住院的病儿4000 例统计，其中血小板减少性紫癜1004 例占25.1%。近年的研究均支持特发性血小板减少性紫癜与免疫机制有关，因此认为应改称为免疫性血小板减少性紫癜。

【病案举例】

1. 迟某，男，5 岁。因双下肢皮肤反复出现红色斑点 6 个月，于1989 年 9 月 10 日来诊。患儿半年前感冒经治而愈，10 天后皮肤出现红色的斑点，四肢较多，无痛痒，夜间烦躁。曾在外院检查血小板为6.8×10^9/L，诊为原发性血小板减少性紫癜。给予泼尼松口服治疗，症状减轻，但每当泼尼松减量至每日5mg 时，皮肤即出现新的瘀斑，反复发作。查体全身皮肤可见散在的、针尖大小的红色和紫色斑点，双下肢较多，并有数处斑点，压之不褪色，面颊潮红。舌质红有裂纹、舌尖红赤，脉细数。听诊心肺正常，触诊肝脾不大。血液检查血常规正常，血小板7.0×10^9/L 出血时间延长，凝血时间正常。辨证为阴虚火旺，灼伤脉络，治宜滋阴降火、清热凉血。方用青蒿鳖甲汤加味治疗，处方鳖甲、青蒿各10g，生地12g，知母、茜草、小蓟各9g，丹皮8g，当归5g，阿胶烊化，柴胡、栀子、甘草各5g。4 剂，水煎服，2 日 1 剂。药后皮肤出血点减少，未见新的出血点。续服上方 4 剂，皮肤出血点消失，查血小板 $12 \times 10^9/L$ 出血时间正常，患儿一般情况可，舌质稍红，脉细稍数。上方去柴胡，加首乌 12g，以滋阴养血，巩固疗效，服 4 剂而获痊愈。随访 1 年，未再复发。[20]

2. 刘某，女，8 岁。反复出现鼻衄，伴双下肢皮肤瘀点，五心烦热，夜间盗汗 4 个月。当地医院诊为血小板减少性紫癜，服泼尼松 2 个月，鼻衄及皮肤瘀点消失。将泼尼松减至每日 5mg 时，皮肤又出现新的瘀点，故来诊治。查体一般情况好，皮肤可见散在的针尖大小的瘀点，以双下肢为重，压之不褪色，呈红色和暗红色，右侧鼻腔可见血性结痂。心肺正常，肝脾不大。实验室检查血常规正常，血小板 $7.2 \times 10^9/L$，出血时间延长，凝血时间正常。舌质红有裂纹、苔薄黄、脉数。辨证为阴虚内热，灼伤脉络，治宜养阴清热、凉血止血。方用青蒿鳖甲汤加味青蒿、地骨皮、生地、白薇各 10g，鳖甲、知母各 9g，紫草、茜草各 12g，丹皮 6g，阿胶烊化 8g。6 剂，每日 1 剂。药后皮肤未见新的出血点，鼻衄消失，手足心热明显减轻。效不更方，原方续服剂，查血小板计数 $14 \times 10^9/L$，出血时间正常，手足心热消失，睡中盗汗，上方加浮小麦 15g，女贞子、旱莲草各 12g，以滋阴清热敛汗。服剂后余症全除，查血小板为 $15 \times 10^9/L$，续服上方 8 剂以巩固疗效。随访半年，无复发。[20]

按: 由于小儿形体不足，气血未充，卫外功能不固，易受外邪入侵，邪郁化热，热伏血分，内搏营血，热邪伤阴，灼伤络脉，迫血妄行，血不循经，溢于脉外，留于肌肤，积于皮下而成紫癜。本病以儿童为多见，属中医的肌衄范围。肌衄临床上可分血热妄行、阴虚火旺、气不摄血三种类型，本文例病机均为阴虚血热，脉络灼伤所致。青蒿鳖甲汤功能滋阴清热，退虚劳除骨蒸，与病机吻合，故服后紫癜随之消失，余证旋除。根据西医学推想，此方可能通过调节机体的免疫功能，抑制血小板抗体生成，从而减少血小板的破坏，获得满意的疗效。从临床上来看，此方还能消除激素所留下的大部分副作用。此外，运用中医中药辨证治疗本病，可避免激素所产生的副作用，对正在生长发育的患儿更为适宜。

二、再生障碍性贫血 – 阵发性睡眠性血红蛋白尿

再生障碍性贫血是由于多种原因造成造血干细胞的数量和/或功能异常，从而引起红细胞、中性粒细胞、血小板减少的一个综合病症，临床上表现为贫血、感染和出血。阵发性睡眠性血红蛋白尿是获得性克隆

性疾病，它以有 GPI2AP 缺陷的异常造血细胞的出现为特征，并常合并造血抑制包括再生障碍性贫血。阵发性睡眠性血红蛋白尿的主要临床表现是溶血性贫血，其常见的并发症是血栓形成、全血细胞减少、骨髓增生异常综合征、急性白血病。再生障碍性贫血常同时伴有阵发性睡眠性血红蛋白尿，阵发性睡眠性血红蛋白尿患者也常合并再生障碍性贫血的特征，称之为再障－阵发性睡眠性血红蛋白尿综合征。当免疫抑制治疗提高了严重再生障碍性贫血患者的生存率，两病之间的联系更加明显。[12]

【病案举例】

陈某，女，28 岁，2002 年 5 月 24 日初诊。发热 4 天，午后及夜间发热，体温 38℃左右，清晨下降至正常，伴咽痒痛，少汗，舌边红、苔薄黄，脉浮数。患者平素头晕乏力，动则心悸气短，腰膝酸软，面萎黄，尿淡黄，近日加重。确诊为再障－阵发性睡眠性血红蛋白尿综合征已 8 年。证属气血阴精虚损，外感风热。治以透邪清热，佐以疏风宣肺利咽。处方：板蓝根、玉米须各 30g，连翘、鳖甲（先煎）、生地黄、黄芩、地骨皮各 15g，玄参、牛蒡子、桔梗、青蒿（后下）、防风各 12g。7 剂，每天 1 剂，水煎服。5 月 31 日二诊：午后已不发热，晚 8～9 时仍低热，体温 37.5℃左右，咽痛减，咳嗽少痰，舌淡，脉虚数。肺卫邪热减轻，阴分邪热渐去，但肺气已伤，失于宣降，续以清透阴分邪热，宣降肺气。处方：荆芥、桔梗、百部、白前、紫菀、青蒿（后下）各 12g，鳖甲（先煎）、地骨皮、何首乌各 15g，鸡血藤 30g，陈皮 9g，甘草 3g。连服 4 剂。6 月 4 日三诊：3 剂尽后体温正常，咳嗽减，咽痛除，但昨天排烂便 3 次，晚间再次低热，体温 37.5℃，晨起热退，舌淡、苔微腻，脉细数。处方：鳖甲（先煎）、茵陈、何首乌、太子参、地骨皮各 15g，桔梗、青蒿（后下）、紫菀、款冬花各 12g，火炭母、玉米须各 30g，甘草 6g。服 4 剂，诸症消失。[12]

按：本例再障－阵发性睡眠性血红蛋白尿综合征属中医虚劳、阴黄范畴，以脾肾、气血虚弱为主要病机。本病由于脾肾、气血亏虚，外邪易于入侵，且易深入阴分，进一步耗伤正气。患者初诊因气血阴精虚损，外感风热，邪热尚在肺卫而部分邪热已深入阴分，故用青蒿鳖甲汤透邪清热，佐以疏风清热，宣肺利咽。二诊肺卫邪热减轻，阴分邪热渐去，但肺已受伤，失于宣降，续以清透阴分邪热，宣降肺气。服 3 剂，症状基本消失，但第 4 天出现大便烂，晚间低热，苔腻，脉细数。证乃脾虚生湿而余热未净，故仍以清透余邪，佐以益气除湿，使湿邪余热尽去而愈。[22]

第六节　内分泌疾病

糖尿病

糖尿病是由遗传因素、免疫功能紊乱、微生物感染及其毒素、自由基毒素、精神因素等等各种致病因子作用于机体导致胰岛功能减退而引发的糖、蛋白质、脂肪、水和电解质等一系列代谢紊乱综合征，临床上以高血糖为主要特点，典型病例可出现多尿、多饮、多食、消瘦等表现，即"三多一少"症状。

糖尿病在中医学中属于消渴病的范畴，是由于先天禀赋不足，复因情志失调、饮食不节等原因所导致的以阴虚燥热为基本病机，可以根据其症状存在的不同的部位分为上消、中消和下消，在世界医学史中，中医学对本病的认识最早，且论述甚详。消渴之名，首见于《素问·奇病论》，根据病机及症状的不同，《内经》还有消瘅、膈消、肺消、消中等名称的记载。

【病案举例】

杨某，女，52岁。病人消瘦，乏力，烦渴引饮，消谷善饥，小溲频多，视力减退，舌红苔少，脉滑数。检查尿糖异常，空腹血糖6.8mmol/L。燥热内盛，津液耗损，用青蒿鳖甲汤损益治之。生地30g，知母10g，青蒿10g，鳖甲10g，丹皮10g，地骨皮15g，石膏30g，黄柏10g，淮山药30g，服药治疗3个月，症状明显改善，尿糖阴性，空腹血糖5.2mmol/L，继续以知柏地黄丸善后。[23]

按： 患者检查出血糖尿糖增高，但是没有达到糖尿病的诊断指标，而是在糖耐量受损的阶段。此时正确的辨证治疗加上适当的饮食、运动，就能够起到很好的治疗作用而阻断糖尿病的病程。此例患者消瘦乏力、烦渴引饮，消谷善饥，小溲频多，脉滑数，此为燥热内盛所致，而又见到舌质红而少苔，可以分析前症状是由于本身体质的阴虚所导致的燥热，故阴虚为本，燥热为标，方用能够清虚热补阴血的青蒿鳖甲汤加用地骨皮、石膏、黄柏从肺、脾、肾几个脏腑来泻其燥火。使邪祛正安，阴气得到补益而改善症状，有效控制了血糖。

第七节　风湿免疫系统疾病

一、系统性红斑狼疮

红斑狼疮是一种自身免疫性疾病，发病缓慢，隐袭发生，临床表现多样、变化多端。此病能累及身体多系统、多器官，在患者血液和器官中能找到多种自身抗体。红斑狼疮为自身免疫性疾病之一，属结缔组织病范围，分为盘状红斑狼疮，系统性红斑狼疮、亚急性皮肤型红斑狼疮、深部红斑狼疮等类型。系统性红斑狼疮病因尚不清楚，可能与多种因素有关。包括遗传因素、感染、激素水平、环境因素、药物等有关系。

红斑狼疮的红斑有各种各样的形态，有蝴蝶形的红斑，盘状红斑，水肿性红斑，环状红斑，多形性红斑；皮疹，有红色皮疹，丘疹，斑丘疹，还有网状青斑，青紫斑，色素斑，色素沉着等，中医把这些病变称作蝴蝶斑，日晒疮，瘟毒发斑等，这些皮肤斑疹是红斑狼疮最直观的特征性症状，中医认识红斑狼疮也是从皮肤的斑疹开始的。

【临床应用】

1. 钟氏[24]等运用青蒿鳖甲汤治疗系统性红斑狼疮的女性病人共30人。年龄最小14岁，最大46岁，平均2313岁；病程最短者4个月，最长者15年，平均412年，参照美国风湿病协会1982年修订的标准以青蒿鳖甲汤为基本方：青蒿（后下）15g，鳖甲（先煎）30g，生地15g，知母10g，牡丹皮10g。加减：兼表证者加金银花15g，连翘15g，荆芥15g，防风10g，柴胡10g，薄荷（后下）6g等；兼瘀血阻络者加益母草30g，牛膝30g，水蛭10g，泽兰15g，鸡血藤30g；兼热毒炽盛者加大青叶30g，板蓝根30g，毛冬青30g，青天葵30g，赤芍15g，玄参15g等；湿热内阻者加土茯苓15g，陈皮30g，地肤子15g，萆薢15g，玉米须30g，滑石30g等；兼肝肾不足者加枸杞子15g，山萸肉15g，桑寄生15g，女贞子15g，旱莲草30g，菟丝子30g等；关节疼痛甚者加全蝎10g，络石藤30g，木瓜15g，乌梢蛇10g，续断15g，独活15g等。每日1剂，加水1000ml煎至300ml，分2次早晚温服，7天为1个疗程。治疗结果：治愈16例，显效9例，有效5例，无效0例。总显效率约84%，总有效率为100%；其中退热时间最快3天，最慢21天，平均12.3天。

2. 钟氏[25]等运用予自拟方苓丹片（青蒿鳖甲汤加减）合用少量激素治疗系统性红斑狼疮149例，治疗组用苓丹片，5片/次，3次/日，西药予泼尼松0.25~0.75mg/（kg·d），晨起顿服。对照组用激素或加用免疫抑制剂等。泼尼松0.75~1.25mg/（kg·d），晨起顿服。两组均予口服胃黏膜保护剂、维生素类药以及纠正电解质紊乱，对症处理。3个月为1疗程。观察可以得出治疗组疗效明显高于对照组，经统计学处理差异有显著性意义（$P < 0.05$）。

按：本研究以中医整体理论、阴阳平衡为原则，以温病理论为指导，认为本病基本病理是本虚标实，虚实夹杂，与伏气温病病机有相似之处。由于素体阴虚内热（遗传因素、内分泌影响等），外邪（病毒感染、紫外线辐射、药物及进食易致敏食物等，中医多归于湿热毒邪诱因）引动而发。邪热内伏（免疫机能被上述原因影响导致紊乱，体液免疫亢进，细胞免疫低下），阻滞脉络，化瘀化毒，耗伤营血所致（一系列临床症状体征）。可见，清热化湿，养阴透邪，化瘀解毒，标本兼治，是本病的治疗关键。

【病案举例】

1. 李某，女，25岁。患系统性红斑狼疮史5年，近2年持续低热，曾多次在西医院用激素及退热药治疗，效果不佳，经介绍前来求余诊治。刻见：低热，午后为甚，脸部见红斑，消瘦，易疲劳，手震颤，关节疼痛，纳眠差，二便尚调，舌红苔薄黄，脉细数。诊断：西医：系统性红斑狼疮，中医：伏气温病、阴虚发热。治则：滋阴清热，方以青蒿鳖甲汤加味。药物：青蒿（后下）15g，鳖甲（先煎）30g，生地15g，知母10g，牡丹皮10g，大青叶30g，青天葵30g，玄参15g，柴胡10g，麦冬10g，僵蚕10g，甘草6g。每日1剂，加水1000ml煎至300ml，分2次早晚温服，服药7剂。二诊：发热退，仍关节疼痛，纳眠好转，原方去大青叶、青天葵、僵蚕，加乌梢蛇、络石藤、地肤子、玉米须等活络利湿之品，续服7剂后诸症消失，随访3个月发热未现。[24]

按：系统性红斑狼疮多见于女性，是临床上常见的疑难疾病之一，发热是其常见症状，不仅损害人体组织，而且严重困扰着病人精神，影响患者的生存质量。笔者认为，该病属中医"伏气温病"范畴，肾阴不足，邪伏阴分是其基本病机之一，病性本虚标实，虚实夹杂。若正气不足，不能制约伏邪，或外邪入侵，引动伏邪，正邪相争则见发热，一般表现为低热；若湿热内阻少阳，或热毒炽盛，则发热较高，可表现为中度发热。发热耗伤阴津，使阴气不足。青蒿鳖甲汤出自吴鞠通《温病条辨》一书，功效养阴退热，主治温病后期，邪伏阴分之证。方中鳖甲咸寒，直入阴分，既可滋补阴液，又善于入络搜邪，清深伏阴分之热；青蒿味苦微辛而性寒，气味芳香，为清热透邪之要药，两味相合，鳖甲专入阴分滋阴搜邪，青蒿可出阳分透热引邪外出，使养阴而不恋邪，透热而不伤正，有相得益彰之妙，共为君药，《温病条辨》谓其"有先入后出之妙，青蒿不能直入阴分，有鳖甲领之入也，鳖甲不能独出阴分，有青蒿领之出也"，生地甘凉，滋阴凉血，知母苦寒，滋阴降火，共助鳖甲以养阴退热，二药共为臣药；佐以牡丹皮辛苦性凉，泻阴中之伏火，使火退而阴生。诸药合用，有养阴退热之功。对系统性红斑狼疮发热的治疗既要滋阴治其本，又要用"清热解毒、利湿、活络化瘀"等透邪之法治其标。若纯用养阴之品，滋腻太过则恋热留邪，不能引邪外出，热则不退，若专用清热解毒利湿之品，则药力不能直入阴分捣毁"邪巢"，邪气内伏不动，热亦不退；更不得任用苦寒，苦寒则化燥伤阴，正如吴鞠通《温病条辨》所言"邪气深伏阴分，混处气血之中，不能纯用养阴，又非壮火，更不能任用苦寒"。总之，在治疗系统性红斑狼疮发热的过程中，必须掌握病机，使药力深入阴分，养阴与祛邪并进，方能获得一定疗效。

2. 患者李某，女，40 岁，因反复咳嗽 1 个月，伴低热 1 周，于 2001 年 7 月 8 日入院。患者于 1993 年发现系统性红斑狼疮，一直服用泼尼松治疗。2001 年 2 月患者开始出现咳嗽，并逐渐加剧，伴少量咯血兼少量黄色黏稠痰，在外院按"支扩咯血"给予抗炎止血治疗，咯血渐止，但仍有咳嗽、咯痰，至 2 个月前，又再次咯出鲜血 1 口，经治疗咯血止。1 个月前，咳嗽咳痰加剧，在外院按"支气管炎"治疗，咳嗽症状未见改善；1 周前出现午后低热 38℃，神疲乏力，盗汗，四肢关节疼痛。经胸片检查发现肺部阴影，拟"肺结核"收入住院治疗。体查：体温 36.4℃，脉搏 90 次/分种，呼吸 20 次/分钟，血压 110/60mmHg，消瘦体质，面色萎黄，心率约 90 次/分钟，律整，右中肺可闻及湿性啰音。X 线胸片提示：双肺野可见斑片状、絮状密度不均的阴影，右上肺可见透光区。实验室检查：痰找抗酸杆菌（＋），痰培养结核杆菌（＋），血觉：53mm/h，C3、C4 下降，抗 DS—DNA（＋）、ANA（＋），抗 sm（±）。入院诊断：①Ⅲ°上中下上中下涂（＋）进展。②系统性红斑狼疮。抗痨方案：乙胺丁醇四联，治疗系统性红斑狼疮继续给予泼尼松 2.5mg，每日 1 次。经抗痨 1 个月后复查，胸片提示病灶较前吸收好转。但从 2001 年 8 月 5 日始无何诱因，又出现发热，体温波动在 38.8～39.3℃之间，西药曾用凯兰欣抗生素抗炎治疗，但用第 1 天就出现全身过敏性皮疹，用复方氨基比林对症治疗，发热仍高达 39℃，持续数日仍不退，于 8 月 9 日请中医会诊。症见：体温 39℃，傍晚时热度较高，咽痛剧烈，伴畏寒汗出，全身皮肤可见散在性的红疹，关节疼痛较甚，舌绛红无苔，脉细数。辨证：阴虚火旺，热毒炽盛；治则：滋阴降火，泄热解毒。方药：青蒿 10g 后下，鳖甲 30g 先煎，知母 12g，丹皮 12g，生地 12g，水牛角 30g 先煎，石膏 30g 先煎，麦冬 15g，天冬 15g，射干 6g，大青叶 10g，白茅根 30g，桔梗 10g。当日服 1 剂后，体温开始下降，傍晚不再发热。连服 4 剂，体温保持正常，咽痛症状消失，全身皮肤红疹减退，关节疼痛好转。此后给予百合固金汤化裁继续调理。[26]

按：中医认为红斑狼疮是由于先天禀赋不足，正虚毒热外侵，体内阴阳失衡所致，阴虚内热是本病的基本证型。而肺痨是由于正气虚弱，痨虫感染所致。《丹溪心法·痨瘵》提出"痨瘵主乎阴虚"之说，突出了"阴虚"是肺痨的病理重点。本例患者先患红斑狼疮8年，长期使用激素这类燥热之品，在真阴亏损的基础上使热邪更甚；长期服用激素又使免疫机制下降，以致受痨虫感染而患上"肺结核"。两病相合，阴津更伤，阴虚火旺的症状更为突出，抓住阴阳失衡、阴虚火旺这一病因病机，明确了阴虚与热毒的关系，在治疗上确立了滋阴降火这一治疗原则，滋阴与泄热并用，因而取得了良好的疗效。方中用鳖甲、生地、玄参、麦冬、天冬以滋阴；石膏、知母、大青叶、青蒿以泻伏火；丹皮、水牛角、白茅根清热凉血；射干、桔梗清热利咽。诸药合用共奏滋阴降火之功。

3. 系统性红斑狼疮（活动期）李某，女，12岁，学生。1993年2月20日初诊。发热、浮肿4个月余。患者无明显诱因出现发热、口腔糜烂、关节疼痛、浮肿等，确诊为系统性红斑狼疮，某院用泼尼松每天60mg治疗后，关节疼痛减轻，但口腔糜烂及发热不退，浮肿不退，而转我院诊治。诊时仍发热，体温38.5℃，午后为甚，微微恶寒，颜面及双下肢浮肿，满月脸，极度衰弱，不能行走，汗出，舌暗红，舌苔黄白相兼、略腻，脉弦细略数。实验室检查示：抗核抗体1/80，胆固醇DNA（+），血沉121mm/h，C3 0.4g/L，C4 0.09g/L，胆固醇5050kU/L，血红蛋白8g/L，尿蛋白（++++），管型（++），24小时尿蛋白5.6g，白蛋白/球蛋白=0.7/1。西医诊断：系统性红斑狼疮（活动期）。中医诊断：伏暑（邪伏阴分，耗伤气阴）。治则：益气养阴，解毒透邪。处方：青蒿（后下）10g，黄芩10g，大青叶20g，太子参20g，秦艽12g，白薇10g，地骨皮15g，玉米须20g，蝉蜕6g，岗梅根20g，桔梗10g，甘草5g。14剂。常法煎服。（西药激素照原量逐减）1993年3月6日二诊。患者发热已退，精神好转，舌边尖略红、苔薄黄，脉弦细数。上方去青蒿、大青叶、岗梅根、桔梗，加黄芪15g、鸡血藤15g、乌梢蛇12g。又进12剂。1993年3月19日三诊。又见低热（37.2℃），但精神、胃纳尚可，舌质略红、苔薄干，脉弦细略数。临床表现及实验室检查结果有所好转，但低热又起，为余邪未尽，进补太早之故，遂又以益气养阴、解毒透邪为主治疗。处方：青蒿（后下）6g，黄芩12g，大青叶15g，玉米须30g，秦艽12g，白薇12g，地骨皮15g，蝉蜕6g，丹皮 2g，鳖甲（先煎）30g，甘草 6g。连服 3 天后体温又降至正常。在此方基础上加减治疗半年，复查：小便蛋白（－），抗核抗体（－），天然 DNA（－），血沉 28mm/h，C3 1.8g/L，C4 0.43g/L，胆固醇 5080kU/L，血红蛋白 11.1g/L。激素已由每日 60mg 减至 15mg，患者诸症消失，精神如常，活动自如，重新回校上课。[27]

二、传染性单核细胞增多症

传染性单核细胞增多症是由 EB 病毒所致的急性限性传染病。其临床特征为发热，咽喉炎，淋巴结肿大，外周血淋巴细胞显著增多并出现异常淋巴细胞，嗜异性凝集试验阳性，感染后体内出现抗 EB 病毒抗体。带毒者及病人为本病的传染源。健康人群中带毒率约为 15%。80% 以上患者鼻咽部有 EB 病毒存在，恢复后 15%～20% 可长期咽部带病毒。经口鼻密切接触为主要传播途径，也可经飞沫及输血传播。目前西医对此病尚无特异性治法，而中医治疗具有一定优势。

【病案举例】

徐某，女性，28 岁，2006 年 7 月 14 日初诊。主诉：发热皮疹伴关节肌肉疼痛间作 6 天。病史：6 天前无明显诱因出现高热，体温 39～40℃，继而出现颜面及躯干四肢皮疹，肌肉酸痛，自服阿莫西林、阿奇霉素、头孢拉定，体温波动于 37.5～39℃ 之间，且皮疹进一步加重，为求系统治疗来我院就诊。现症：发热，最高达 40℃，服散利痛 2 小时后降至 38℃，汗出热退，继而又发热，关节肌肉酸痛，皮疹高出皮肤，无瘙痒，咽痛口渴，神疲乏力，纳呆，寐安，小便黄，大便不爽。查体：神清，形体适中，营养中等。躯干、四肢、面部不规则皮疹、色红，略高出皮肤，体温波动于 38～40℃ 之间。咽部充血，扁桃体肿大 Ⅰ°，左颈及双侧腹股沟可触及淋巴结，直径 0.5～1cm，无压痛，活动度可。心肺（－），肝大（肋下缘一指）。无关节肿痛，肌力正常，神经系统检查未见异常。实验室检查：血常规：白细胞：25.7×10^9/L，中性粒细胞比例 95.5%。尿常规：潜血：24，蛋白质（＋＋），白细胞：270 个，红细胞：180 个 Pul，管型：104 个 Pul。生化：白蛋白：34.1g/L，球蛋白：33.8g/L（20～30），谷丙转氨酶：13.3u/L，谷草转氨酶：53.6u/L（0～38），血尿素氮：3.5umol/L，尿铬：100umol/L（35.4～70.7）。免疫学检查：抗核抗体（－），抗天然 DNA（－），抗 ENA（－），肾小球基底膜（－），抗胆肾微粒体抗体测定（－），抗心肌抗体（－），高分辨率溶解（－），抗平滑肌抗体（－），血沉：61mm/h，IgG：1220mg/dl，IgA：367mg/dl，IgM：191mg/dl，C3：

205mg/dl（85～193），C4：32.3mg/dl，IgE：385.5IU/ml（0～150）。血涂片：异常淋巴细胞，14%。嗜异凝集试验阳性（＜1：7）。其他检查：腹部B超提示：①肝大，肝内小管壁略增强；②脾大。双肾彩超：双肾实质轻度受损。中医诊断：发热，气营两燔证。西医诊断：传染性单核细胞增多症。采取中医急则治标，先祛邪，后扶正。此时清热凉血解毒固为当务之急，然活血化瘀亦为不可偏废之法，并应贯穿于治疗的始终。针对此时的高热、皮疹、咽痛，以辛寒清热，凉血解毒为法。处方：生石膏30g（先煎），生地15g，水牛角30g（先煎），黄芩15g，知母10g，赤芍15g，丹皮15g，玄参15g，蚤休15g，贯众15g，桔梗6g，生甘草6g，共3剂。7月16日查患者发热稍降，体温：38.7℃，心率：95次/分，皮疹未退。7月17日中午患者出现意识障碍，神志时清，时有谵语，回答不切题。舌质红苔黄，脉数沉取无力。急查颅脑CT：头颅CT平扫未见异常。脑脊液：无色清晰透明，未见凝固物，血糖：3.1mmol/L；异常细胞：0。血常规：白细胞14.9×10⁹/L；中性粒细胞比例54.2%。谷丙转氨酶：264.5IU/L（2.0～45.0），谷草转氨酶：506.4IU/L（5.0～40.0），碱性磷酸酶：623.7IU/L（15.0～121.0），谷氨酰胺转肽酶：928.5IU/L（7.0～64.0）。辨证分析：气营热邪未解，营分热毒深陷，内闭心包，致热入心包。里热壅盛，阳郁不达而致身热不降。邪热内陷，蒙蔽清窍致神志时清时寐及谵语。正气受损则舌质红苔黄，脉数沉取无力。治则：清心开窍，凉血解毒。处方：一则用安宫牛黄丸（牛黄、麝香、犀角（水牛角代）、雄黄、朱砂、冰片、黄连、黄芩、郁金、珍珠粉）；二则用玄参30g，莲子心15g，连翘15g，蚤休20g，贯众20g，水牛角粉30g（冲服），麦冬20g，赤芍15g，丹皮15g，生地15g，菖蒲15g，生黄芪15g。3剂。方用安宫牛黄丸清心开窍；用玄参、莲子心、连翘、蚤休、贯众以清热解毒；用水牛角、麦冬、赤芍、丹皮、生地以凉血解毒，兼顾滋阴；菖蒲开窍宁神；黄芪补中益气，兼顾正气。7月20日患者神志清晰，回答切题，体温波动在37～38℃，晨起体温正常，热退无汗，下午及晚间体温升高，纳可，便干，舌红少苔，脉沉细数。辨证分析：温病后期，邪留阴分，阴液亏损。由于邪热灼盛，消耗津液，必然造成人体阴液不足，表现为热退无汗，便干，舌红少苔，脉沉细数。《温热逢源》指出："营阴虚，为燔灼所伤，阴血枯竭不能托邪外出"。治则：滋阴清热，搜邪透络。处方：用青蒿鳖甲汤加味：青蒿30g，鳖甲20g（先煎），生地20g，知母15g，丹皮15g，骨皮15g，麦冬15g。3剂。方用鳖甲滋阴退热，入络搜邪；青蒿清热透络，引邪外出；生地、知母滋阴凉血以退热；丹皮、骨皮、麦冬滋阴以退虚热。7月23日患者体温正常，皮疹消失，纳进，便调，舌红苔薄白，脉沉细。查血常规（－），尿常规（－）。为巩固疗效，继用原方5剂，药后恢复正常。[28]

三、成人 Still 病

成人 Still 病是一种病因未明的以长期间歇性发热、一过性多形性皮疹、关节炎或关节痛、咽痛为主要临床表现，并伴有周围血白细胞总数及粒细胞增高和肝功能受损等系统受累的临床综合征，自 Wissler（1943）首先报告后，Fanconi（1946）相继描述，因其临床酷似败血症或感染引起的变态反应，故称之为"变应性亚败血症"。1995年以来的文献报告已有 500 例，未报告的病例更多，所以是较常见的疾病。该两命名早已相继为国际及国内所废用，统一称为成人 Still 病，或更确切地称为成人起病 Still 病。

根据从许多患者的齿槽中培养出溶血性链球菌，某些患者的发病与预防接种，花粉，尘埃或食物过敏有关，临床上多侵犯关节和浆膜组织，呈急性炎症上过程，具有全身受累的表现及免疫异常，抗生素无效而肾上皮质激素有效，故认为是一种感染性变态反应。感染在急性期起一定作用，变态反应则在整个病程中起作用。

郁觉初、潘文奎等[29]大多数学者持温病论观点，主要依据是：①本病呈急性起病，病初热象偏盛，并出现斑疹，继之常化燥伤阴；②病初常有恶风、身热、咽痛等外感病象；③在病程中，辨证上有卫、气、营三个阶段的改变，但是本病的发病无明显季节性，病情反复发作，发热期较长，故又不同于一般的四时温病，他们认为本病是由于机体素盛，体内伏热，又感温热病邪而发病，病初温邪上受犯肺，继之遇邪化火，传入气分，气分炽热波及营分，营热外窜伤及肌表血脉及经络关节，整个病程徘徊于卫、营之间，尤其在气、营之间，鲜有深入血分者。但也有热毒羁留营血，出现吐衄、神昏、抽搐等症的个例报道。病人由于热邪伤津，入络瘀血内阻，因而阴伤瘀血留伏难解，或因热邪留恋阴分，阴液耗伤，阴分发热。此外，张镜人[30]特别强调湿热交阻为患。因为湿为阴邪，其性重浊，黏滞，所以病程缠绵，较长停留在气营之间，发热不退，反复出皮疹。

【病案举例】

1. 女患，42岁。因间歇性发热伴关节肌肉疼痛3个月于1988年4月19日入院。该患无明显诱因出现畏寒、发热伴四肢关节肌肉疼痛、全身乏力。在当地乡医院予青霉素肌内注射，开始症状缓解，7天后又不规则畏寒、发热、轻咳，静脉滴注青霉素无效。入院后观察呈弛张热型，体温 37.4 ~ 40.2℃，第 3 天全身皮肤出现红色斑丘疹，随体温下降，皮疹逐渐隐退。查体：一般状况尚可，轻度贫血貌，余未发现阳性体征。实验室检查：外周血白细胞（10.2 ~ 10.5）× 10^9/L，中性粒细胞 0.82 ~ 0.88，血红蛋白 70g/L，血沉 80mm/h，抗"O"正常。类风湿因子、抗核抗体、血肥达反应、多次血培养、骨髓培养、外周血查疟原虫及狼疮细胞 3 次均为阴性。肝肾功能、肝胆"B"超、心电图均正常，X 线胸片未见异常。骨髓细胞学示感染骨髓象。免疫球蛋白，除 IgM3.22g/L（正常值 0.48 ~ 2.12g/L）外，余均在正常范围。经多种抗生素治疗无效，改为地塞米松 10mg/d 静脉滴注，次日体温降至正常，3 天后改为泼尼松 30mg/d 口服，7 天后减至 25mg/d，但又出现畏寒、发热，将泼尼松增量至 40mg/d，体温又降至正常。观察 10 天病情无反复出院，出院后泼尼松每 2 周减量 5mg/d，同时服中药青蒿鳖甲汤，每日 1 剂，以避免激素反跳现象发生。3 月后减至 10mg/d 维持，4 个月后停用。[31]

2. 女患，21 岁。间歇性畏寒、发热、四肢关节疼痛 1 个月，时有咽痛、轻咳，在当地用青霉素无效，服用泼尼松后热退，停用后又发热，故于 1988 年 12 月 23 日入院。入院时查体：两侧腋窝及左侧腹股沟淋巴结肿大，余无阳性体征。入院后体温 37.2 ~ 40.8℃，发热时全身皮肤出现一过性红色斑丘疹伴四肢关节疼痛，热退后皮疹渐隐退、关节痛减轻。实验室检查：外周血白细胞（2.10 ~ 2.46）× 10^9/L，中性粒细胞 0.93 ~ 0.97，血红蛋白 85g/L。血沉 134mm/h，抗"O"正常。抗核抗体、血肥达反应、血吸虫胶乳试验、外周血查狼疮细胞、血培养、骨髓培养均为阴性。肝功能、心电图正常。免疫球蛋白，除 IgG28.88g/L（正常值 7.6 ~ 16.6g/L）外，IgA、IgM 正常。骨髓细胞学示感染骨髓像。右侧腋窝淋巴结穿刺细胞学示增生性淋巴结图像。X 线胸片示两肺纹理增加，左下肺心尖旁小片模糊影。经多种抗生素治疗无效后，予地塞米松 15mg/d 静脉滴注，2 天后体温降至正常，改为泼尼松 40mg/d 口服，每 2 周减量 5mg/d，同时服中药青蒿鳖甲汤，每日 1 剂。最后予 5mg/d 维持，4 月后停用，复查 X 线胸片肺部病灶吸收。1998 年 11 月，又出现高热、皮疹，经多种抗生素治疗 2 周无效，再次检查确诊为成人 Still 病，予地塞米松 15mg/d 静脉滴注后症状、体征消失，改为泼尼松口服。[31]

3. 女患，47 岁。因间歇性畏寒、发热、咳嗽、咳痰伴反复出现皮疹 20 天于 1995 年 7 月 3 日入院，无关节疼痛。入院时查体：一般状况尚可，两下肺可闻及细湿性啰音，余未发现阳性体征。入院后体温 36.2~39.2℃，发热时胸腹部及四肢出现荨麻疹样皮疹，热退后皮疹渐隐退。实验室检查：外周血白细胞（10.9~12.3）×10^9/L，中性粒细胞0.79~0.89，血红蛋白95g/L。血沉105mm/h，抗核抗体阳性，抗"O"正常。类风湿因子、血肥达反应、外周血查狼疮细胞、血培养均为阴性。尿常规、肝肾功能、补体C3均正常。免疫球蛋白除IgG18.88g/L外，IgA、IgM均正常。骨髓细胞学示感染骨髓像。结核菌素试验72小时阴性。X线胸片示两中下肺野纹理明显增多、紊乱、模糊，以两下肺为甚，并见片状不规则阴影，边缘模糊。经多种抗生素、后联用抗痨药物治疗共6周均无效，后改为泼尼松40mg/d口服，体温降至正常，皮疹消退，且咳嗽、咳痰渐好转，肺部湿性啰音消失，复查X线胸片肺部病灶明显吸收。出院后因自行将泼尼松减量过快，症状复发，将泼尼松恢复至原剂量后症状消失。此后每2周减量5mg/d，4个月后停用。激素减量过程中同时服中药青蒿鳖甲汤。经随访3年，病情未复发。[31]

四、温抗体型自身免疫性溶血性贫血

温抗体型自身免疫性溶血性贫血系免疫功能调节紊乱而引起的一种溶血性贫血。一般起病缓慢，数月后才发现有贫血，以发热和溶血为起始症状者相对较少。本病的发生无性别差异，成人多见。按其病因可分为原发性及继发性两种，原发性占45%，原因不明。

本病可继发于：①淋巴细胞增殖性疾病，如慢性淋巴细胞白血病、淋巴瘤、骨髓瘤等；②结缔组织病，如系统性红斑狼疮、类风湿关节炎等；③感染性疾病，特别是儿童病毒感染；④免疫缺陷性疾病，如低丙种球蛋白血症及免疫缺陷综合征；⑤消化系统疾病，如溃疡性结肠炎等；⑥良性肿瘤。

治疗：（1）病因治疗：积极寻找病因，治疗原发病。（2）糖皮质激素：为治疗温抗体型AIHA的主要药物。（3）脾切除：脾是产生抗体的器官，又是致敏红细胞的主要破坏场所。（4）免疫抑制剂：应用指征：①糖皮质激素和脾切除都不缓解者；②脾切除有禁忌者。

中医一般在贫血的处理中根据辨证论治进行治疗。对于贫血积累的相当丰富的经验。认为多余脾胃、肝肾相关。

【临床应用】

李氏[32]等运用青蒿鳖甲汤联合地塞米松治疗，收到满意疗效，现报告如下。一般资料：7例病人均确诊为温抗体型自身免疫性溶血性贫血（符合张之南主编《血液病诊断及疗效标准》第二版）的住院病人。

均为女性。年龄最大者 48 岁，最小者 21 岁。临床表现：患者均起病急骤，以发热、寒战、腰背痛为主要临床表现，体温均在 38.5℃ 以上，最高达 40℃。6 例伴有食欲不振，其中 4 例呕吐剧烈，1 例烦躁不安。查体 4 例脾脏轻度增大，2 例中度增大，皮肤黏膜黄染者 3 例。Coomb 试验均为阳性。治疗方法：所有患者诊断明确后，均使用泼尼松 60mg/d，同时给予补充液体，维持水电平衡，并给予抗生素治疗。所有患者因为体温升高，未输洗涤红细胞。中药煎剂使用青蒿鳖甲汤，组方如下：青蒿 15g、鳖甲 12g、知母 12g、生地 12g、丹皮 9g。水煎服，1 日 1 剂。治疗结果所收治的 7 例病人，在治疗前没有加用中药治疗，在院外单纯使用地塞米松治疗，病人体温均持续升高 3 ~ 7 天不等。入院治疗后加用上方治疗，病人体温在两日内均降至正常，且食欲好转，恶心、呕吐减轻，精神好转，腰背痛消失。继续使用中西药治疗 1 周，体温持续保持正常，停用中药治疗，观察 1 周，体温均保持正常，红细胞逐渐升高，出院使用泼尼松维持治疗。

第八节　内科疑难杂症

各种发热性疾病

一、低热

正常人的体温，口腔温度一般为 35.8 ~ 37.4℃。在正常状态，正常人的体温不应高于 37.5℃。如果经常高于 37.5℃，就是低热。正常人的体温并不完全一致，一般早晨较低，下午较高，冬季较低，夏季较高；妇女在月经前和妊娠期体温也稍高。但这些都不属于低热范围，而是正常的生理变动。引起低热的原因较多。慢性化脓性扁桃体炎、慢性副鼻窦炎、慢性胆道感染、慢性尿路感染、慢性肾盂肾炎、肺外结核等慢性感染性疾病、无黄疸型肝炎、迁延型肝炎、慢性肝炎和肝硬化、类风湿性关节炎、播散性红斑狼疮、甲状腺机能亢进等，都是常见的低热原因。这类低热病人都是有器质性疾病的。此外，体质虚弱的人，或病后，常常会发生夏季低热。如果在低热的同时还伴有植物神经功能失调症状：手抖、颜面易潮红、室性心动过速、打嗝、腹胀、失眠，就可能是神经性低热。

虽然低热是一种常见的症状，但检查低热原因是一件很细致的工作。特别是对功能性低热，必须经过较长期的观察，在排除器质性疾病的基础上才能诊断。

中医对于低热的认识是建立在辨病辨证论治的基础上的，可以由多种原因引起，虚证如气虚、阴虚、血虚等，实证可以由痰湿、湿热、瘀血等等，但是外感寒热等引起的发热多位温度比较高的发热，故低热在中医里也经常见于某些病程较长的疾病中。

【临床应用】

1. 吴氏[33]运用青蒿鳖甲汤治疗 60 例发热病人，病程 11～15 天 48 例，16～20 天 12 例。临床表现为初期一般有外感病史，发热、恶寒，体温 37.6～38.2℃，多伴五心烦热，午后热甚，舌质红少津少苔脉弦数。运用银柴青蒿鳖甲汤药，组方中有银柴胡、青蒿、鳖甲、知母、丹皮各 15g，生地 25g，银花、连翘各 20g。根据各种不同的症状进行加减，若口干渴加葛根、石斛各 20g，大便秘结加生大黄（后下）10g，干咳无痰加沙参 30g，桑皮 15g，桔梗 15g，纳差加麦芽、焦山楂各 15g。水煎，每日 1 剂，分 3 次服。根据观察结果显示为：痊愈（症状消失，体温正常，1 周内不再发热，舌苔正常）51 例，有效（体温较平常稍偏高，舌苔正常）6 例，无效（体温未降）3 例，总有效率达 95%。服药最少 3 剂，最多 6 剂。

2. 朱氏[34]等运用青蒿鳖甲汤治疗发热疾病 100 例，临床表现：初期一般有外感史，发热，恶寒，体温 37.5～38℃之间，发热时间 2 周以上，多伴五心烦热，舌红少津，舌质红，脉弦数。基本方：青蒿、生鳖甲、知母、丹皮、柴胡各 10g，生地、金银花、连翘各 20g。口干渴加葛根 20g，沙参 30g；大便干结加大黄 10g；干咳无痰加麦冬、桑白皮、杏仁各 10g；纳差加砂仁、鸡内金各 10g。轻者 3 剂，重者 6 剂。水煎，每日 1 剂，分 3 次服。治疗结果为：痊愈（症状消失，体温正常，6 日内不发热，舌苔正常）83 例，有效（体温较平常稍偏高，舌苔正常）11 例，无效（体温未下降）6 例。治愈率达 83%，总有效率达 94%。

3. 李氏[35]运用青蒿鳖甲汤治疗病毒感染后低热不退的病例 48 人。48 例体温 37～38℃，呈晨轻夜重之特点；流行性感冒 26 例，流行性出血热 18 例，流行性乙型脑炎 4 例，均排除其他原因引起的低热。治疗方法即是用青蒿鳖甲汤加味：青蒿（后入）、鳖甲（打碎先煎）、生地、银柴胡各 15g，知母、丹皮各 12g。水煎分 2 次口服，日 1 剂。治疗结果：显效（服药 3 天内体温降至正常者）30 例，有效（服药 4～7 天内体温降至正常者）18 例，总有效率 100%。

【病案举例】

1. 郭某，男，27 岁，工人。因患低热 20 余日而住内科治疗，经用西药退热、消炎治疗半个月余效果不佳，转中医诊治。诊见体温常在

37.3～37.9℃，当体温高于37.8℃时，则感体倦乏力，自觉发热，口渴思饮，时而头痛恶寒，上午轻，下午重，舌质红，苔薄黄，脉沉细而数。胸透、血常规、血沉均正常。根据病人的情况，辨证属于气阴两伤，热伏阴分，组方运用青蒿鳖甲汤，具体药物青蒿15g，鳖甲18g，知母10g，生地15g，丹皮1g，水煎服，早晚各1次。上方连服5剂后，体温恢复正常，无不适感。原方继服3剂，巩固疗效，痊愈出院。[36]

按：本例患者应该是西医检查没有查出明确的病因，而怀疑是细菌病毒感染运用了抗感染治疗但是无法取得效果，患者有低热、身体乏力、口渴的表现，为中医的气阴两虚多导致的发热，发热上午轻下午重符合阴虚发热的特点，舌质红，苔薄黄，脉沉细而数支持阴虚有热的辨证。故采取了滋阴清热的方法，以青蒿鳖甲汤原方治疗，切合疾病的病机，服药5剂后恢复正常，继续服用3剂以巩固治疗的效果。可见青蒿鳖甲汤在治疗原因不明的低热属于阴虚发热的类型中有很好的作用。

2. 黄某某，女，32岁，1994年11月19日初诊。低热持续不退1月余，发热以夜间为甚，白昼缓解。发热时伴汗出、恶寒，自觉面部灼热。患者精神不振，大便干燥，小便如常。舌质红、苔薄白，脉缓。测体温37.5℃，胸部X线摄片检查及血清肥达反应化验正常。辨证属于营卫不和，邪伏阴分，治宜调和营卫，滋阴透热，方用桂枝汤合青蒿鳖甲汤加减：桂枝8g，炒白芍15g，青蒿15g，生地15g，知母10g，荆芥6g，银花15g，蔓荆子10g，防风8g，川芎10g，黄芪15g，柴胡8g，黄芩10g，当归10g，服1剂后发热即止，继服2剂，诸症消失。[37]

按：患者低热1个月不退，胸部X片以及血清肥达反应化验正常可以排除结核的可能性。再看病人发热伴有汗出和恶寒，苔薄白、脉缓可以判断患者有表寒未解，腠理疏松之病状。发热以夜间为主、舌质红、大便干燥反映了伏热伤及阴分，故在治疗上一方面要疏风散寒，一方面要养阴清透邪热，方选《温病条辨》中的青蒿鳖甲汤和桂枝汤加减，正中了病机，所以只服用少剂即可取得疗效。

3. 江某，女，36岁，2003年12月4日初诊。自觉发热2个月余。近2个月来每日入暮至夜半，觉全身烘热（体温正常），心烦少寐，手足心热甚，感两下肢"如有蒸气从骨子里外出"，口干咽燥，舌质偏红、少苔，脉细略数。此为阴虚发热，拟青蒿鳖甲汤加味：青蒿、丹皮、银柴胡各6g，鳖甲30g（先煎），生地24g，知母、炒酸枣仁各10g，地骨皮20g。5剂。12月9日复诊时服药后诸症若失，原方再服5剂以巩固疗效。[2]

按：患者入暮发热2个月余，觉全身烘热，心烦少寐，手足心热甚均是阴虚发热的征象。感两下肢"如有蒸气从骨子里外出",这个症状便是阴虚导致的骨蒸潮热的现象,舌和脉都符合邪留阴分,阴虚发热的病机,故选方用了吴鞠通的青蒿鳖甲汤加减,加了除虚热的丹皮、银柴胡、地骨皮,并且用了生地滋阴凉血,炒枣仁酸能化阴液。全方共同完成滋阴退热凉血的功效。有的放矢,故能取得明显的疗效。

二、高热

发热是多种疾病的常见症状。高热在临床上属于危重症范畴。若腋温超过37.4℃,且一日间体温波动超过1℃以上,可认为发热。所谓低热,指腋温为37.5℃～38℃、中度热38.1～39℃、高热39.1～40℃、超高热则为41℃以上。发热时间超过两周为长期发热。

高热可以分为急性高热和长期高热并且有它们各自的发病原因。

(一) 急性高热

1. 感染性疾病　急性传染病早期,各系统急性感染性疾病。

2. 非感染疾病　暑热症、新生儿脱水热、颅内损伤、惊厥及癫痫大发作等。

3. 变态反应　过敏,异体血清,疫苗接种反应,输液、输血反应等。

(二) 长期高热

1. 常见病　败血症、沙门菌属感染、结核、风湿热、幼年类风湿症等。

2. 少见病　恶性肿瘤(白血病、恶性淋巴瘤、恶性组织细胞增生症)、结缔组织病。

高热是一些疾病的前驱症状,引起发热的病因可分为急性感染性疾病和急性非感染性疾病两大类。前者最为多见,如细菌、病毒引起的呼吸道、消化道、尿路及皮肤感染等,后者主要由变态反应性疾病如药物热、血清病以及植物神经功能紊乱和代谢疾病所引起。发热是人体患病时常见的病理生理反应。不同的疾病,在发热时常有不同的其他症状。

中医对于高热的治疗积累了非常丰富的经验,并且也取得非常好的效果。认为疾病的病邪与机体之间抗争引起了发热或者是由于某些疾病的特殊病程阶段里也可以表现为高热的反应。高热总的来可以分为外感和内伤发热两种。外感主要是由于六淫邪气导致,风寒暑湿燥火都可以导致患者出现高热,外感发热疾病的治疗中我们可以参考中医温病的治疗经验。内伤发热可以见于多种疾病，一如鼓胀、噎膈、气虚、血虚、积聚、肺痈等疾病的某过程中可以出现高热。对于高热中医进行辨证的治疗是中医在区别于西医治疗上面的特色。

【临床应用】

1. 陈氏[38]选用青蒿鳖甲汤治疗 32 例发热病人，均为 2000～2001 年在本院就诊病人，体温在 38.5～39.5℃；伴有轻微咳嗽者 7 例，其余 25 例体查均未发现明显异常；实验室检查，其中 10 例末梢血常规白细胞总数有不同程度的降低，其余 22 例在正常范围之内；小便常规：轻度蛋白尿 4 例；大便常规正常；肥达反应："O"凝集效价在 1∶80 以上者 3 例，"H"凝集效价在 1∶160 以上者 6 例。其发热特征为：发热不恶寒，无汗，口不渴或微渴，大小便基本正常，食欲稍减，面色不红，舌淡红，苔薄白或苔稍黄，脉稍数或缓。基本方：青蒿 30g，鳖甲 5g，知母 15g，生地 15g，丹皮 15g，玄参 15g，大青叶 15g。每日 2 剂，每剂煎 2 次，每 4～6 小时服用 1 次体温下降至 38.5℃后改为每日 1 剂，分 2 次服。治疗结果：服药 3 天后症状消失，体温降至正常者 20 例，服药 4 天后体温降至正常者 7 例，服药 5 天后体温降至正常者 4 例，服药 6 天后体温正常者 1 例。体温退至正常后实验室检查均恢复正常。

2. 李氏[39]等运用青蒿鳖甲汤治疗发热患者 35 例，效果较好，35 例均为门诊患者。均于发热 2 天内就诊，低热 9 例，中度发热 16 例，高热 10 例。扁桃体肿大 28 例，白细胞升高 25 例，肺纹理增粗 15 例，伴咳嗽 28 例，耳痛 3 例，鼻窦压痛 2 例。自觉手足心发热 15 例，两目干涩 12 例，睡眠表浅梦 20 例。其中 25 例学生就诊时间为考试期间或临近考试、考试刚结束。治疗方法：均给予银翘散合青蒿鳖甲汤加减。药物组成：金银花 15g，连翘、大青叶、玄参、青蒿各 10g，鳖甲 6g，地骨皮 30g，荆芥、炒牛蒡子各 10g，甘草 6g。上药水煎 2 次，共取药汁 300ml 口服。低热者每日 1 剂，分 3 次服；中、高热者，每日 2 剂，每次 100ml，每 2 小时 1 次。发热不退者加服羚羊角粉、紫雪散等。本组用上法治疗者 25 例，加服西药者 5 例，改用静脉滴注抗生素者 5 例。结果：本组痊愈（服药 12 小时内体温降至正常，未反复，咳嗽明显减轻）5 例。显效（服药 12 小时内体温降至正常，且未反复，咳嗽减轻）6 例。好转（服药 24 小时内体温下降，但未恢复正常，咳嗽减轻不明显）20 例。无效（服药 48 小时体温仍未降至正常）4 例。有效率 86%

【病案举例】

1. 男，45 岁，因高热于 2001 年 3 月 15 日收入某医院治疗。患者无明显诱因而突发高热，体温高达 39.1℃，反复发作，高热不退，已有30多天，虽多方求治（西医治疗），未见明显效果，故要求中医进一步系统治疗。现患者两颧红赤，体温38.7℃，精神不振，倦怠乏力，咽干不适，纳食尚可，睡眠欠佳，梦多，小便色黄，大便干结，舌质红绛苔腻，六脉皆细缓滑。中医诊断：内伤发热，阴虚挟湿。在西医治疗基础上，以养阴透热为主，方选青蒿鳖甲汤加减。方药：青蒿30g，鳖甲15g，生地30g，知母12g，丹皮12g，麦冬15g，玄参30g，半边莲15g，蝉蜕20g，石韦20g，沙参15g，柴胡25g，砂仁10g，佩兰15g，石斛20g。3剂，水煎服，每日1剂，分2次温服。3天后体温降至36.5℃，精神好转，无倦怠乏力，咽干不适减轻，效不更方，原方继服3剂，患者病愈。3个月后随访，未再发热。[40]

按：患者虽然是由于高热被收入住院，完善各种检查并没有找出确切的西医病因，请中医进行会诊，根据患者的表现两颧红赤，发热，咽干不适，纳食尚可，睡眠欠佳，梦多，小便色黄，大便干结等症状可以诊断患者有阴虚有热，但是舌上有苔并且腻，脉细缓滑，结合患者精神不振，倦怠乏力的表现可以诊断为阴虚兼夹湿热为患，故用青蒿鳖甲汤加利湿除热的药物，药物中病机，故能取得良效。此案告诉我们，临床上阴虚的发热也可表现为高热，患者刚进医院的时候体温也到达了39.1℃，我们在进行诊断治疗的时候，不要单纯的从主观判断出发，而应该紧扣患者的症状和舌脉做出正确的判断。

2. 蒋某某，男，18岁，2000年5月12日就诊。无明显诱因发热6天，体温波动在38.7~39.5℃之间，伴轻微头痛，稍咳，无恶寒，无汗出，不渴。曾用青霉素、激素、复方氨基比林肌内注射治疗2天，热势不退，改用氯霉素、头孢拉定静脉滴注及银翘散、白虎汤加减治疗，用药后发热暂退，2小时后即又发热而收入住院，入院时患者发热不退，表情淡漠，面色不红，虽高热数日而不渴，食欲稍差，大便无干结，小便略少，伴轻微头痛，咳嗽，无吐痰。体温39.2℃，咽部轻度充血，扁桃体不肿大，心肺正常，腹部无异常，舌质稍红，苔薄白，脉沉稍数；血常规：血红蛋白110g/L，白细胞8×10^9/L，嗜中性粒细胞0.7，淋巴细胞0.3。肥达反应："H"凝集效价1：160，"O"凝集效价1：80，胸透正常。中医诊断：温病（邪热伏于阴分）。西医诊断：发热原因待查。治宜清热透络，引邪外达，方用青蒿鳖甲汤加减。青蒿30g，鳖甲5g，知母15g，丹皮15g，生地15g，桔梗10g，大青叶15g，生甘草5g，玄参15g。每日2剂，分4次口服。5月14日患者体温降至38.3℃，药证相合，守方继服，改为每日1剂；5月16日患者体温37.2℃，诸症消除，惟感精神疲倦。血常规及肥达反应均正常。[38]

按：患者无明显诱因出现发热，并且体温较高，波动在 38.7～39.5℃ 之间，经过常规的西医治疗以后热势不退，用白虎汤只是暂时退却并与几小时后又再次入院，此时见到患者发热不退，虽然高热数日但是仍然不口渴，食欲不好，小便少，舌质稍红，脉沉稍数，此时我们主要根据病人的病史进行分析，患者发热数日必然煎熬津液，而且前用了白虎汤这样的清热的药物并没有取得巩固的长期疗效，患者发热数日但是却不口渴，大便也不干，并且小便少，此时就该换一个考虑的角度，在辨证上应该考虑到阴虚，同时患者脉沉数，舌质稍红，苔薄白也支持阴虚热留得辨证标准，故投以吴鞠通的青蒿鳖甲汤进行治疗，取得效果。从此案中我们可以体会到青蒿鳖甲汤在治疗发热疾病中的特殊的效果，以辨证为基础，对于临床的高热疾病，我们可以大胆的选择运用滋阴透热的方法。

三、发热专题讨论

各种不同的原因都可以引起发热，可以分为内伤和外感，一般外感的发热比较容易治疗，而内伤的发热根据具体的情况不同，分别的辨证治疗，疗程也各不相同。内伤发热是指以内伤为病因，脏腑功能失调、气血水湿郁遏或气血阴阳亏虚为基本病机，以发热为主要临床表现的病证。一般起病较缓，病程较长。临床上多表现为低热，但有时可以是高热。由肝经郁热、瘀血阻滞及内湿停聚所致者属实，其基本病机为气、血、水等郁结壅遏化热而引起发热。由中气不足、血虚失养、阴精亏虚及阳气虚衰所致者属虚，因气属阳的范畴，血属阴的范畴，此类发热均由阴阳失衡所导致。或为阴血不足，阴不配阳，水不济火，阳气亢盛而发热；或因阳气虚衰，阴火内生，阳气外浮而发热。

（一）不明原因季节性高热

【病案举例】

何某，男，34 岁，1994 年 1 月 16 日就诊。1992 年开始，每年 11 月至次年 2 月之间，夜半突发高热，大汗淋漓、头痛、干咳，无明显诱因，发前亦无预兆。每次约持续半小时后症状渐消。第 2 天白天仅感轻度乏力，可正常工作。但夜半又发，病症如前。每年发作半个月左右，历经口服西药、输液等治疗无效，曾多次作心电图、脑电图、超声波、血常规及疟原虫等相关检查，均无异常发现，病症昨晚又发，特来求治。查其体温正常，稍有倦态，舌红苔黄稍厚，脉浮近数，问及饮食可，二便调，余无异常。辨证：此为邪热内伏，遇时而发，损阴耗津，病及于肺，治以滋阴透热并用，标本虚实兼顾。拟青蒿鳖甲汤加味治之观效。处方：炙鳖甲（先煎）、知母、丹皮、生地、沙麦、前胡、白芍、花粉、枇杷叶各15g，青蒿10g，杏仁6g，甘草5g。2剂，1剂/天，日服3次。翌日，病人欣然告曰：昨日服药后，夜晚病症未发。药已中的，嘱续服第2剂。之后一直未再发作。[39]

按：本例为一不明原因的季节性发热咳嗽案。西医因多种检查无异常发现，缺乏明确诊断，故只能对症治疗，取效较难。笔者从病人症状与体征入手，通过辨证论治，以青蒿鳖甲汤加沙参、麦冬、枇杷叶、前胡、杏仁等滋阴透热、润肺止咳。药症相投，故见奇效。

（二）不明原因持续高热

【病案举例】

江某，女，25岁，2004年6月20日初诊。持续高热50余天。50多天前始出现高热至今，夜间为甚，每天日夜体温38.16~39.18℃。曾在某大医院住院，经骨髓象及各项理化检查未查明病因，用西药（药物不详）治疗无效而出院。诊见倦怠乏力，气短懒言，起则头昏目眩，面色不华，口不干，纳不馨，二便如常，唇舌淡白，舌苔薄白，脉细数。辨证为气虚兼血虚发热。治以益气补血，甘温除热。方用补中益气汤合当归补血汤加味。新开河参（另调）、炙升麻、柴胡、炙甘草各6g，炙黄芪50g，生白术、陈皮、当归各10g，龙眼肉12枚，大枣6枚，生姜3片。3剂。6月23日复诊，发热如前，病无进退。思之再三，忽记吴鞠通语："夜热早凉，热退无汗，热自阴来者，青蒿鳖甲汤主之。"今病者身热夜甚，亦自阴分来也。遂用青蒿6g，鳖甲30g（先煎），生地24g，知母、当归各10g，丹皮、银柴胡各6g，龙眼肉12枚，白芍12g。3剂。6月26日三诊，服1剂后热减，3剂后体温已正常（36.19℃），舌淡、苔薄白，脉细。治拟原方3剂巩固，随访至今未再复发。[2]

按：患者西医检查未见明显异常，而在症状上表面上看是以气阴虚弱为主，医院最初辨证为气虚发热，采用了补土学说的甘温除热的方法不效，后来又思索再三，发现了患者发热的夜间加重的规律性，启示了笔者阴虚发热的可能性，从此案例启发我们，在诸多的症状中，我们得善于发现和抓住病人的主要症状的特点，就像此例患者一样，虽然她有气虚的情况和血虚的情况，但是其发热才是她的主要症状，而我们就该就根探底，不能放过其具体的表现和特点，注意到发热是以夜间为甚的基本规律而辨证用药，方能把握问题的关键，药到病除。

（三）顽固性高热

【病案举例】

1. 邹某，女，6 岁，1991 年 3 月 17 日入院。患儿持续发热 40 余天，起病时恶风发热，头痛咳嗽，关节疼痛，在当地医院用退热药及氯霉素、庆大霉素、输液等对症处理治疗 10 天，高热不退，来院门诊以发热待查收入儿科病房。体检：热性病容，全身皮肤有散在性红色小丘疹，四肢皮肤干燥，手足不温，精神差，高热呈弛张型，体温在 39～41℃ 之间，右肺呼吸音稍低，腹软无压痛。血常规：白细胞 29.8×10^9/L，中性粒细胞比例 90%，淋巴细胞比例 10%。胸透见右下肺絮状阴影。临床诊断：变应性亚败血症，经用抗菌素、激素、消炎痛和中药柴葛汤治疗，体温一度下降，但间歇几天后，又再度上升，于 4 月 11 日请中医会诊。症见：身热，晨轻暮重，体温 40.29℃，热前寒战，肌肤红疹，周身不适，烦躁不安，精神萎顿。苔薄腻，边质红，脉细数。症由风邪外侵，失于疏泄，邪热内犯，留伏营阴。治宜滋阴透邪，疏风达表——药用青蒿（后下）20g，炙鳖甲（先煎）、马鞭草各 10g，丹皮 6g，生地、秦艽、炒麦芽各 10g，知母、蝉衣各 8g。3 剂。二诊，药后微汗，身热不降，体温 38.9℃，寒战已解，关节疼减，纳谷渐增，脉转细滑，仍以原方加陈皮 5g，以顾胃气。3 剂。二诊，一身热已解，红疹已退，关节疼痛已除，纳谷止常，精神亦佳，苔薄白，质隐红，脉缓滑。查白细胞 8.8 $\times 10^9$/L，中性粒细胞比例 73%，淋巴细胞比例 27%，为防其复发，又嘱服上方 4 剂，于 4 月 2 日痊愈出院。[49]

2. 王某，女，58 岁，因持续畏寒发热伴有关节疼痛 25 天，于 1991 年 5 月 25 日入院。患者曾于 4 月 8 日因劳动遭雨淋，而感受风湿之邪，初病发热恶寒，体温 39.6℃，头痛咽疼，咳嗽，胃脘不适，恶心呕吐，四肢关节疼痛。当地医院以急性胃炎对症处理治疗 3 天，恶心呕吐止，咳嗽减，但高热不退，门诊拟发热待查收住内科病房。查抗"O"500U 以上，类风湿因子试验阳性，临床诊断为风湿性关节炎，经补液、缓释胶囊等抗风湿药治疗，关节疼痛略减，但体温不降，于 6 月 13 日请中医会诊。症见：痛苦面容，烦躁不安，关节疼痛，胸闷口苦，纳谷不香。腰骶骨处压痛较甚。苔中腻，边质红，脉细数而弦。症由风湿之邪外袭，肌肤失于疏达，湿郁生热，风湿留络所致。治从疏风化湿着手，处方：炒苍术、秦艽、连翘、知母各 10g，防风、防己、海桐皮各 12g，忍冬藤 30g，豨莶草 10g。服 3 剂，汗出漆漆，关节疼痛大减，中腻苔已退。惟舌质红绛，身热起伏，晨轻暮重，自汗口渴心烦。此由湿去热留，营阴内耗。治宜滋阴透热，达邪外出。处方：青蒿（后下）30g，炙鳖甲（先煎）、威灵仙、桑叶、天花粉各 15g，丹皮 9g，知母、秦艽各 10g，生地 12g，甘草 6g。3 剂，药后体温下降，心烦口渴已除，精神好转，关节痛减。续予养阴益气，疏风通络之剂以调善后。1 周后复查，抗"O"下降为 333U，类风湿因子试验阳性，于 6 月 26 口病情好转出院。[40]

3. 张某某，女，68 岁。有胃病史 20 年。近 3 天来，上腹疼痛加重，伴解黑便约 250ml，四肢发凉，胸闷心慌，体温 39.6℃，大便隐血试验（＋）。于 1991 年 6 月 11 日入院，经用复方氨酚烷胺片、甲氰米胍、氨苄西林和止血药，便血好转，但体温不降，继续上升，高达 40.19℃。故请中医会诊协助治疗。刻下患者形色萎黄，口干唇燥，周身燥热，心烦不眠，口渴欲饮，舌红少苔，脉细数。细审证情，系由失血后体虚风邪乘袭，邪热内郁，营阴受损，郁热不透，治宜滋阴凉血，清热透邪，方用青蒿、太子参各 25g，知母、玄参各 10g，丹皮 7g，炙鳖甲（先煎）、生地各 15g，天花粉、炒麦芽各 12g，甘草 5g，3 剂。患者服药 1 剂后，浙浙汗出自觉身爽，体温渐降，精神好转，能食一碗稀粥，夜寐安宁，3 剂完毕后体温降到 36.6℃，惟头昏乏力，腹部不适，予以益气健中，养阴止血药物善后。[41]

（四）急性发热

【临床运用】

1. 陈氏[42]运用青蒿鳖甲汤治疗急性发热的病人，32 例均为本院就诊病人，病程最短 3 天，最长 8 天；体温在 38.5～39.5℃；伴有轻微咳嗽者 7 例，其余 25 例体查均未发现明显异常；实验室检查，其中 10 例末梢血常规白细胞总数有不同程度的降低，其余 22 例在正常范围之内；小便常规：轻度蛋白尿 4 例；大便常规正常；肥达反应："O"凝集效价在 1：80 以上者 3 例，"H"凝集效价在 1：160 以上者 6 例。其发热特征为：发热不恶寒，无汗，口不渴或微渴，大小便基本正常，食欲稍减，面色不红，舌淡红，苔薄白或苔稍黄，脉稍数或缓。治疗的基本方为：青蒿 30g，鳖甲 5g，知母 15g，生地 15g，丹皮 15g，玄参 15g，大青叶 15g。每日 2 剂，每剂煎 2 次，每 4～6 小时服用 1 次，体温下降至 38.5℃后改为每日 1 剂，分 2 次服。服药 3 天后症状消失，体温降至正常者 20 例，服药 4 天后体温降至正常者 7 例，服药 5 天后体温降至正常者 4 例，服药 6 天后体温正常者 1 例。体温退至正常后实验室检查均恢复正常。

【病案举例】

1. 蒋某某，男，18岁，2000年5月12日就诊。无明显诱因发热6天，体温波动在38.7~39.5℃之间，伴轻微头痛，稍咳，无恶寒，无汗出，不渴。曾用青霉素、激素、复方氨基比林肌内注射治疗2天，热势不退，改用氯霉素、头孢拉定静脉滴注及银翘散、白虎汤加减治疗，用药后发热暂退，2小时后即又发热而收入住院，入院时患者发热不退，表情淡漠，面色不红，虽高热数日而不渴，食欲稍差，大便无干结，小便略少，伴轻微头痛，咳嗽，无吐痰。体温39.2℃，咽部轻度充血，扁桃体不肿大，心肺正常，腹部无异常，舌质稍红，苔薄白，脉沉稍数；血常规：血红蛋白110g/L，白细胞$8×10^9$/L，嗜中性粒细胞0.7，淋巴细胞0.3。肥达反应："H"凝集效价1：160，"O"凝集效价1：80，胸透正常。中医诊断：温病（邪热伏于阴分）。西医诊断：发热原因待查。治宜清热透络，引邪外达，方用青蒿鳖甲汤加减。青蒿30g，鳖甲5g，知母15g，丹皮15g，生地15g，桔梗10g，大青叶15g，生甘草5g，玄参15g。每日2剂，分4次口服。5月14日患者体温降至38.3℃，药证相合，守方继服，改为每日1剂；5月16日患者体温37.2℃，诸症消除，惟感精神疲倦。血常规和肥达反应均正常。

按：发热是临床常见的病证。有很多急性发热，因其起病急，热势高，容易诊断为外感表证，多采用辛凉解表或清热泻火的治法，往往疗效不佳。笔者在临床实践中观察到，起病即出现发热但无恶寒，既无恶寒当无表证，也无汗出、口渴、便干、尿黄之气分热盛之证，更无热入营血、生风动血之发斑出血，因此余以为此类发热为温病邪热直入阴分伏而不出，故采用青蒿鳖甲汤加减治疗。方中重用青蒿以清热透络引邪外出；丹皮泻伏火；佐以生地、知母、玄参、大青叶养阴清热，同时可清热凉血以防邪热迫血妄行，动血生风；而鳖甲取其咸寒入阴分，仅以小量作引经药。诸药合用，共奏清热透络、引邪外出、热退病除之功。如挟湿可加白蔻仁、法夏；咳嗽加桔梗、杏仁。

（五）持续性发热

【病案举例】

1. 关某，女，48岁。1998年6月19日初诊。于40天前，因外感风寒引起发热身痛。服用抗外感药3天无效。热势上升至40℃，被本市医院收入住院观察。经血常规及其他相关检查均未查明致热病因，1周后转入某大医院治疗。住院1个月，经该院专家先后4次会诊，采用必要的各种理化检查，均未查明发热原因。经使用抗结核药治疗无效，家属要求，同意请中医治疗。临床查体：面色潮红，神志清晰，自觉乏力，双下肢加重。舌质红无苔，舌面津液尚存，发热无汗口渴，渴不多饮，尿黄量尚可。夜间掌心热甚，每欲置入水中。脉浮洪大，按之无力。体温上午在 37～38℃ 之间，午后上升到 39℃，入夜达 40℃ 左右。一直使用物理降温。既往双下肢发凉，关节酸痛无力，有风湿病多年。因脑力劳动过度，平素腰背酸痛，头晕耳鸣。中医辨证，素有肝肾阴亏，热至阴来之主证，但高热月余，神志乃清，尚属少见。原因在于既往寒湿驱下，伤及肾阳，故使肾中之阴阳俱损，寒热错杂。至于发热，一是下寒，使热邪驱上，一是阴亏于内，阳浮于外。治宜滋阴透热与调整阴阳之法。取青蒿鳖甲汤原方药，加制附子 10g，少少与之，既能散在下之寒邪，又可收纳浮阳，使阴平阳秘，热自可退。服药 6 剂，热退至 38℃。将附子减至 5g，原方再加白芍 20g，甘草 10g，羚羊丝 10g。化阴退热，助青蒿鳖甲透热外击。继服 10 剂，体温正常，出院后调养月半年后回访，未有复发。[43]

2. 梁某某，女，45 岁。2000 年 12 月 10 日初诊。于 10 月 5 日自觉发烧，去某医院查体温为 39℃。实验室检查为支原体感染。滴注青霉素 20 余日，体温下降至 37～37.5℃ 不再下降。自觉全身乏力，四肢关节疼痛，做类风湿因子检查为阳性。确诊为类风湿发热。中医查体，面色黄，颧红。按压四肢关节局部有压痛。舌质暗红，舌苔薄黄腻。大便黏滞不爽，小便黄少、脉细缓。平素腰膝酸软，手足心热，每到下午感觉明显。辨析此证，始由外感引发，外邪入里与内湿相合，久则郁而化热，湿热与素有之虚热交互为用，虚实错杂，邪气乘虚流注骨关节，湿热毒邪触伤骨关节，是本病的基本病机。治宜先清湿热，兼透达阴分之伏邪，只有先清湿热，才能使用青蒿以驱邪外出。方用青蒿鳖甲汤去知母，加柴胡 15g，枳壳 10g，薏苡仁 50g，生大黄 10g，茵陈 30g，赤芍 20g，秦艽 20g，厚朴 10g。服用 6 剂后，黄腻之舌苔已退尽，体温已正常，前方去大黄、茵陈再服 6 剂，关节活动自如，继用抗类风湿药治疗，至今病情稳定。[43]

（六）长期发热

1. 吴氏[44]拟银柴青蒿鳖甲汤治疗长期发热 60 例疗效显著，60 例中，临床表现为初期一般有外感病史，发热、恶寒，体温 37.6～38.2℃，多伴有五心烦热，午后热甚，舌质红少津少苔脉弦数。治疗方法银柴青蒿鳖甲汤药用：银柴胡、青蒿、鳖甲、知母、丹皮各 15g，生地 25g，银花、连翘各 20g。口干渴加葛根、石斛各 20g，大便秘结加生大黄（后下）10g，干咳无痰加沙参30g、桑皮15g、桔梗15g，纳差加麦芽、焦山楂各15g。水煎，每日1剂，分3次服。治疗结果痊愈（症状消失，体温正常，1周内不再发热，舌苔正常）51例，有效（体温较平常稍偏高，舌苔正常）6例，无效（体温未降）3例，总有效率达95%。服药最少3剂，最多6剂。

【病案举例】

1. 刘某，女，28岁，于2004年6月18日来诊。恶寒发热，体温37.8～38℃，已12天，口干渴，大便干结，舌质红，脉弦数。经用青霉素640万U加入5%葡萄糖注射液250ml静脉滴注，利巴韦林0.6g加入5%葡萄糖注射液200ml静脉滴注，每日1次。治疗5天后体温下降或正常，但过半天或1天又发热，反复13天，伴头痛，头晕，轻度干咳无痰。治以养阴透热，凉血清虚热。方用银柴青蒿鳖甲汤。银柴胡、青蒿、鳖甲、知母、丹皮、银花、连翘、沙参、桑皮、桔梗各15g，生地、葛根、石斛各20g，生大黄（后下）10g。3剂，水煎服。服药3剂后体温降至正常，口渴、大便干结、舌质红消失，精神转佳，食欲尚可。前方去大黄，加党参15g继服3剂，10天后体温正常。[45]

按：患者急性发热，原因不明，经过西医的抗感染治疗以后疗效不巩固，后来又出现反复发热，头痛头晕，干咳无痰的情况，给人的感觉就是身体留有余邪，但是已经出现津液不足的局面，所以笔者想到了运用养阴清热的青蒿鳖甲汤为方，加用了银柴胡帮助清热透热，又用了银花、连翘宣透邪气并且主入上焦，沙参、桑皮、桔梗各15g，生地、葛根、石斛各20g有养阴止咳祛痰的作用，患者大便干结，要想热退必定要使腑气通，故用了大黄泻下。整个方剂谨守病机，紧扣症状，故能收到良好的治疗效果。

（七）虚热

虚热是中医学对于发热的一种描述，跟实性疾病所导致的发热相对，虚热是由于身体的阴阳气血虚亏引起的发热。《医学入门》卷五：凡虚热皆因精神外弛，嗜欲无厌，阴气耗散，阳无所附，遂致浮散肌表而发热，实非有热也。

【临床运用】

1. 邢氏[46]等共收集重度虚热患者16例，其中肺癌5例（腺癌2例、鳞癌2例、小细胞肺癌1例），白血病4例（慢性粒细胞白血病3例、慢性淋巴细胞白血病1例），再生障碍性贫血1例，非何杰金氏恶性淋巴瘤3例（均为中度恶性B细胞淋巴瘤），浸润性肺结核2例（均在右上肺），丝虫性血性乳糜尿 1 例（乳糜尿史 28 年）。对原发病均获得西医专科治疗，病情趋于稳定。发热病程：1~3 个月不等。纳入观察标准：每日发热 38.15℃以上；连续发热 4 周以上。采用自身对照的治疗方法，中医会诊前，16 例高热病人均进行了长期、大剂量、多种抗生素治疗，并辅佐糖皮质激素及输液等对症支持治疗。每位患者均经过 5~8 种抗生素治疗，但均无出现降温效果。中医会诊后，全部停用抗生素及支持疗法，改用中药方剂加味青蒿鳖甲汤治疗。基本方：黄芪 15g、西洋参 6g、青蒿 10g、知母 10g、丹皮 10g、鳖甲 15g、麦冬 10g、地骨皮 10g、丹参 20g。对肺癌、肺结核咳嗽者加味杏仁、葶苈子、川贝，对咳血者加白及、三七、减丹参。对白血病、再生障碍性贫血加味黄连、苦参以预防感染。对非何杰金氏恶性淋巴瘤有淋巴结肿大者加味穿山甲、生牡蛎。对血性乳糜尿加味白及、血余炭、减丹参。对便秘者加味桃仁、生大黄、枳壳。水煎服，每日 1 剂。在治疗期间，每 2 小时测一次体温，治疗结束后每 4 小时测一次体温，直到临床追踪观察 4 周结束为止。加味青蒿鳖甲汤的降热结果服药 2 剂 16 例患者平均体温高峰由 39.16℃降为 39.11℃。服药 3 剂，平均体温由 39.11℃降为 38.12℃。服药 4 剂，平均体温由 38.12℃降为 37.14℃。服药 5 剂，平均体温由 37.14℃全部降至 36.17℃以下。治疗结束后，临床追踪观察 4 周，体温均稳定在 36.17℃以下。加味青蒿鳖甲汤对发热持续时间的控制服药 2 剂，16 例患者发热持续时间平均由治疗前 8.133 小时降为 7.141 小时；服药 3 剂由 7.141 小时降为 6.119 小时；服药 4 剂由 6.119 小时降为 3.123 小时；服药 5 剂，发热病程全部结束。

按： 西医治疗发热不分虚实一律用抗生素治疗，中医治疗发热，根据虚实，予以不同的治疗原则。实热宜泻火，虚热宜清火，否则实热治以清火，犹如杯水车薪，无济于事；如虚热治以泻火，则越泻越虚，越虚越热。经方青蒿鳖甲汤是治疗虚热的代表方剂，根据不同疾病的不同临床证侯进行辨证加味，治疗 16 例重度虚热均取得良好疗效[47]

久病重病的患者，一般都有身体虚弱的病机，一般会印象到气和阴两个方面，上面的组方中，兼顾了人体的气和阴予以补益，增强人体抗御邪气的性质的基础上，运用了透热养阴的药物，同时兼顾到病久发热，身体的津液不足，血液的黏稠度比较高的情况，运用补阴液的药物是非常合适的，并且适当的运用活血化瘀的药物，加快血液的循环同时也加快药物的作用和体内的代谢，全方位坚固各种病机和情况，故能够收到良效。

2. 秦氏[48]运用青蒿鳖甲汤治疗辨证上属于虚热的病人，共治疗重度虚热患者 32 例, 中药治疗前, 每例患者均经多种抗生素等长期治疗无效。经中医会诊, 确诊为虚热其中肺癌 10 例 (腺癌 4 例、鳞癌 4 例、小细胞肺癌 2 例), 白血病 8 例 (慢性粒细胞白血病 6 例, 慢性淋巴细胞白血病 2 例), 再生障碍性贫血 2 例, 非何杰金氏恶性淋巴瘤 6 例 (均为中度恶性 B 细胞淋巴瘤), 浸润性肺结核 4 例 (均在右上肺), 丝虫性血性乳糜尿 2 例 (乳糜尿史 30 年)。对原发病均获得西医专科治疗, 病情趋于稳定。发热病程; 1～2 个月不等。纳入观察标准: 每日发热 38.15℃ 以上; 连续发热 4 周以上。基本方: 黄芪 15g、西洋参 6g、青蒿 10g、知母 10g、丹皮 10g、鳖甲 15g、麦冬 10g、地骨皮 10g、丹参 20g。对肺癌、肺结核咳嗽者加味杏仁、葶苈子、川贝, 对咳血者加白芨、三七、减丹参。对白血病、再生障碍性贫血加味黄连、苦参以预防感染。对非何杰金氏恶性淋巴瘤有淋巴结肿大者加味穿山甲、生牡蛎。对血性乳糜尿加味白及、血余炭、减丹参。对便秘者加味桃仁、生大黄、枳壳。水煎服, 一日 1 剂。在治疗期间, 每 2 小时测一次体温, 治疗结束后每 4 小时测一次体温, 直到临床追踪观察 4 周结束为止。降温效果: 服药 2 剂, 32 例患者平均体温高峰由 39.12℃ 降为 39.10℃。服药 3 剂, 平均体温由 39.10℃ 降为 38.12℃。服药 4 剂, 平均体温由 38.12℃ 降为 37.14℃。服药 5 剂, 平均体温由 37.14℃ 全部降至 36.17℃ 以下。治疗结束后, 临床追踪观察 4 周, 体温均稳定在 36.17℃ 以上。发热持续时间的控制服药 2 剂, 32 例患者发热持续时间平均由治疗前 8.13 小时降为 7.14 小时; 服药 3 剂由 7.14 小时降为 6.12 小时; 服药 4 剂由 61.2 小时降为 3.13 小时; 服药 5 剂, 发热病程全部结束。

(五) 阴虚发热

患者素体阴虚, 或温病、热证经久不愈, 伤津耗液, 或因过用温燥药物, 损伤阴液, 阴亏则阳有余, 阳性属热, 故导致发热。此即《素问·逆调论》所指出的"阴气少而阳气性, 故热而烦满也。"

手术过程本身就是一个消耗阴血的过程, 由于素体本来阴液不足又加上手术中失血过多则容易导致手术以后阴血亏虚, 见证午后或夜间潮热, 口燥咽干, 两颧发红, 手足心热甚, 或心烦盗汗, 失眠多梦, 舌质红, 少苔或无苔, 脉细数。可给予滋阴清热或养血清热的治疗措施。

【临床应用】

杨氏[49]用青蒿鳖甲汤加减治疗 32 例外科手术以后的病人效果良好。报告如下。临床资料病人 32 例, 其中髋关节手术后 9 例, 腰椎手术 22 例, 胸椎手术 1 例。诊断问题, 手术后发热常见的是吸收热, 体温升高一般根据乎术大小和身体状态情况而不同，成人通常在 38℃ 以下。时间一般不超过 3 天。如手术 3、4 天以后的有发热，刀口局部无感染征象，呼吸系统、泌尿系统及其他部位亦查不到感染病灶，查血细胞及淋巴细胞均为正常，有的甚至稍低于正常。同时伴有在前面临床表现中提到的症状，则应考虑为本病。多见于较大的手术，1 周后仍有低热手术局部及全身查不到感染病状，化验室检查血常规正常，发热规律是早晨体温正常或高 0.1～0.3℃，午后发热，至晚 10～12 时达最高，以后逐渐下降。热退无汗，每日如此反复，如不能及时治疗，可持续数周症状不减，兼有颧红、口燥咽干，神倦懒言，舌红少津，脉细数。方药组成及加减：青蒿 10g，鳖甲 25g，细生地 20g，知母 10g；川芎 15g，如伴面色㿠白、语声低、无力少气的气虚证加党参、黄芪、白术；如伴面色无华、唇舌淡脉细的血虚症状加入白芍、桑椹。益服方法：每剂药煎 2 遍，取汁 450ml，每日 3 次，每次 150ml。用药时间：手术后发热 5 日的 6 例，10 日内的 21 例，15 日内的 4 例，20 日内的 1 例。用药后症状消失时间：1 日的 8 例，2 日的 19 例，3 日的 5 例，没有超过 3 日以上的。

【病案举例】

1. 周某，女，23 岁，2004 年 8 月 16 日初诊。反复低热 2 个月，经有关检查无异常，中西药杂投，治疗未断，而病症依旧。发热多在下午和夜晚，大约 37.13～38℃，形体消瘦，盗汗，口干多饮，舌红绛、苔少，脉细数。辨证为阴虚内热，治宜养阴透热，方用青蒿鳖甲汤加减：青蒿、知母、牡丹皮、陈皮、鸡内金各 10g，鳖甲（先煎）30g，生地、煅龙牡（先煎）各 20g，麻黄根、浮小麦、沙参各 15g。水煎服，每天 1 剂。二诊：服 5 剂后，体温已接近正常，最高 37.12℃，盗汗和口干明显减轻。效不更方，续进 5 剂，体温已完全正常，诸症消失，复如常人。继以沙参麦冬汤调理 1 个月以巩固疗效，随访 1 年未复发。[48]

2. 江某，女，36 岁，2003 年 12 月 4 日初诊。自觉发热 2 个月余。近 2 个月来每日入暮至夜半，觉全身烘热（体温正常），心烦少寐，手足心热甚，感两下肢"如有蒸气从骨子里外出"，口干咽燥，舌质偏红、少苔，脉细略数。此为阴虚发热，拟青蒿鳖甲汤加味：青蒿、丹皮、银柴胡各 6g，鳖甲 30g（先煎），生地 24g，知母、炒酸枣仁各 10g，地骨皮 20g。5 剂。12 月 9 日复诊时服药后诸症若失，原方再服 5 剂以巩固疗效。[18]

按： 从患者的症状来看，是一个反复的发作的情况，在临床中可以通过检查排除肺结核导致的发热，而对于这类没有明显的感染征象存在，又有阴虚发热的客观症状存在，我们可以大胆的运用中医辨证进行治疗，采用青蒿鳖甲汤再着加清虚热、养阴液的药物，往往可以获得良好的治疗效果。

四、术后发热

外科手术后发热手术后发热是外科手术治疗后出现的以发热为主症的一组临床综合征，是外科临床极为常见的病证之一，多见于原发疾病日久不愈及年老、素体虚的病人进行手术之后。手术后发热大体上可分为非感染性发热与感染性发热两大类。

前者主要是指外科手术后的机体对于手术对于其所带来的影响的一种适应过程和调整过程，也叫做吸收热。西医学在治疗上多运用抗生素抗感染及对症处理。中医临床将外科术后发热按虚实两纲进行辨证论治，具有较好的疗效，特别是术后非感染性发热，较之西医，有一定的优势。中医理论认为，手术后发热的病因较复杂，但综合而言主要有以下几方面的因素：①术前原发病缠身日久而正虚，加之手术损伤机体，更使人体正气亏虚，术后外邪易于侵入；或因手术中毒邪清除不尽，导致邪毒内盛邪正交争而发高热。②因手术操作损伤血脉，出血处理不当，形成瘀血，或术中残留组织及血肿，导致术后气滞血瘀、瘀血生热。③素体虚弱加之手术更伤正气和阴液，虽然手术可能使邪已清除于体外，但是机体本身的气、血、津液不足，可以导致体质的虚弱，从而出现虚证发热的情况。而综合以上的情况，手术以后的发热多是一个相互夹杂的病机，既有阴虚和气虚的一方面，也同时有血瘀和余邪不尽的一方面，在具体的临床中还得具体辨证进行分析，做出正确的治疗对策。

（一）肾移植术后发热

肾移植是慢性肾功能不全最理想的治疗方法，故凡是慢性肾功能不全发展至终末期，均可用肾移植治疗。但为了提高肾移植存活率，临床上选择合适的患者较为严格，一般从病情、原发病种类、年龄等方面考虑。血清肌酐 $>1326\mu mol/L$，内生肌酐清除率 $<5ml/min$ 是肾移植的基本依据。从原发病来讲，最常见的适合作肾移植受者的原发病是原发性肾小球肾炎，其次是慢性肾盂肾炎、间质性肾和囊性肾病。

肾移植以后也会出现很多的排斥反应。有的会出现原因不明的低热。

【病案举例】

姚氏[50]1996 年 12 月遇 1 例肾移植术后 1 个月，出现持续低热 4 周，经西药治疗仍未能改善症状，后来配合中药青蒿鳖甲汤治疗 3 天后低热消退且不复发。现报告如下。患男，36 岁，在 1992 年因慢性肾炎致肾功能衰竭，尿毒症。血肌酐 800133μmol/L，尿素氮 60mmol/L，坚持血液透析 1 年。每周 2 次。1996 年冬做肾移植手术。手术过程顺利。24 小时排尿量 4500ml，血肌酐每次检查在 100～120μmol/L 之间。恢复良好。1 个月后无明显诱因。每天午后潮热，体温 37.3～37.8℃之间。实验室检查：血、尿常规正常，全胸片、心电图、腹部 B 超等多项检查未见异常。未发现感染病灶。坚持使用抗感染药和抗排斥药物，未能改善症状。患者舌红少苔、脉细数。乃阴虚内热之症，拟用养阴透热法，用青蒿鳖甲汤加减：鳖甲 30g，生地 30g，知母 10g，丹皮 5g，黄柏 10g，地骨皮 10g，银柴胡 10g，青蒿 12g，甘草 5g，水煎服，每日 1 剂，共 3 剂。服中药后第 2 天低热持续时间明显缩短，服中药 3 天后低热消失。以后未见复发。

按：从以上的病例，患者出现的是阴虚发热的情况，虽然是在肾移植手术以后，患者服用西医常规的抗感染药物和抗排斥药物的疗效均没有改善，在这样的情况下，中医药就可以发挥优势，根据辨证论治来进行治疗。根据患者的情况，属于阴虚发热，方用青蒿鳖甲汤加减而获得效果。

（二）股骨干骨折术后发热

股骨是人体中最长的管状骨。股骨干包括粗隆下 2～5cm 至股骨髁上 2～5cm 的骨干。多数骨折由强大的直接暴力所致，一部分骨折由间接暴力所致。前者多引起横断或粉碎性骨折，而后者多引起斜面或螺旋形骨折。儿童的股骨干骨折可能为不全或青枝骨折；成人股骨干骨折后，内出血可达 500～1000ml。一般有受伤史，伤后肢体剧痛，活动障碍，局部肿胀压痛，有异常活动，患肢短缩。X 线片检查可以做出诊断。应该特别重要的是检查股骨粗隆及膝部体征，以免遗漏，同时存在的其他损伤，如髋关节脱位，膝关节骨折和血管、神经损伤。

【临床应用】

黄氏[51]等选用青蒿鳖甲汤合当归补血汤对 30 例骨干骨折手术后患者进行治疗，在术后对患者精神状态、体温曲线、患肢肿胀情况及血红蛋白值 4 个方面情况进行观察，取得的明显疗效，总结如下。临床资料：治疗组 30 例，空白对比组 30 例。治疗方法：治疗组用青蒿鳖甲汤合当归补血汤内服治疗，组方：青蒿6g、鳖甲15g、生地9g、知母9g、当归6g、黄芪15g、丹皮6g 等，于手术6小时后服用首剂，之后每日1剂，分3次服用，治疗1周进行疗效观察。本组同时常规给予手术后抗生素治疗（抗生素 B－内酰胺类青霉素类，美洛西林钠），治疗5~7日后停用。对比组术后常规抗生素治疗同治疗组，但无中药内服治疗，疗程同治疗组。本文从患者精神状态、患肢肿胀情况、体温曲线及血红蛋白值，4个方面对疗效进行评定，这源于中医理论对本症的解释。从治疗结果来看，治疗组患者的精神状态的好转和患肢肿胀的减轻程度明显好于对比组（$P < 0.01$），动态体温观察和血红蛋白值测定也可看出治疗组中患者的整体情况康复的速度高与对比组，证实了青蒿鳖甲汤合当归补血汤内服治疗，能有效的改善股骨干骨折术后的患者整体情况，有利于患者的术后康复。

（三）肛肠病术后发热

肛肠疾病是肛门、肛管、直肠病的总称，也是一种人类常见病，多发病。对20~50岁人群进行普查显示：肛肠病患者率高达72%，女性略高于男性。肛肠疾病常见症状有：肛门和腹部疼痛，便血，便秘，肛门部有物脱出，肛门部流黏液或血水，肛门部肿块突起，肛门直肠异物感，腹泻，黏液血便，排便困难，大便外形改变，恶寒发热，腹满，恶心呕吐，腹部包块，贫血等。发生在肛门与直肠上各种疾病，常见的有30多种，如：内痔、外痔、混合痔、肛裂、肛瘘、肛周脓肿、肛门皮肤病、肛窦炎、直肠炎、直肠溃疡、出口性便秘、直肠脱垂、直肠前突、直肠黏膜内脱垂、肛门直肠狭窄、肛门失禁、肛管癌、直肠癌、肛乳头瘤、直肠息肉、肛门直肠结核、肛门神经症、尖锐湿疣、肛门直肠先天性畸形、肛门直肠外伤等。当这些疾病的症状非常明显，用一般的内科治疗无法再取得较好的效果的时候，可以进行手术的治疗。

【临床应用】

陈氏[52]自1995年以来，采用青蒿鳖甲汤加减治疗肛肠病术后发热38例，疗效满意，报告如下。38例均为肛肠病住院手术病人，手术当天或术后72小时内出现发热症状。其中混合痔9例，肛瘘13例，肛裂4例，痔、瘘、裂三项皆备或具备其中两项者共12例。体温在37.15~38.15℃者29例，38.15℃以上者9例。血常规检查正常者22例，白细胞高于10×10^9/L或白细胞大细胞或中性细胞百分比、白细胞小细胞或淋巴细胞百分比有一项高于正常者共16例。治疗方法：基本方：青蒿6g，鳖甲15g，生地黄12g，知母6g，丹皮9g。水煎2次，取汁400ml，早晚 2 次温服。加减：兼有表证者，去鳖甲，加柴胡 15g、桂枝 6g、金银花 10g、连翘 6g；创口暗红、分泌物多、肛门部黏滞不适者，加赤芍 9g、蒲公英 15g、败酱草 15g、薏苡仁 15g；小便不利者，加木通 6g、车前子 12g、萹蓄 15g；大便干结者，加大黄 3g、枳实 9g；体温高于 38.15℃且血常规检查有感染迹象者，加金银花 10g、石膏 30g，重用知母至 12g，并配合应用抗生素；体温低于 38.15℃但久留不退、午后热甚者，加银柴胡 9g、胡黄连 9g。治疗结果：38 例患者，1 剂热退者 8 例，3 剂热退者 19 例，4~8 剂热退者 10 例。1 例服药热退，停药后又发热，且刀口久不愈合，经查为结核性肛瘘，配合抗结核药物治疗，热退刀口完全愈合。术后吸收热，给予上方加天花粉 15g、赤芍 9g、蒲公英 15g、败酱草 20g，4 剂而愈，刀口 I 期愈合。

【病案举例】

男，36 岁，于 1997 年 4 月 20 日以混合痔收住院。术后第 2 天自感身倦乏力，动则汗出，口渴喜饮，查体温 38.12℃，刀口暗红，渗液较多，味腥臭，舌质红，苔薄黄，脉细涩。血常规示：白细胞 8.0×10^9/L，白细胞大细胞或中性细胞百分比 0.1789，白细胞小细胞或淋巴细胞百分比 0.1211。中医诊断：发热，病机为阴液耗伤，邪伏阴分；西医诊断：术后吸收热。给予上方加天花粉 1.5g、赤芍 9g、蒲公英 15g、败酱草 20g，4 剂而愈，刀口 I 期愈合。[52]

按：患者于肛肠手术以后出现了发热，并且见到发热身体疲倦，舌质红，脉细可以诊断为有阴虚发热的病机，所以组方使用青蒿鳖甲汤自阴分而清透虚热，然患者同时见到口渴喜饮，刀口渗液，气味腥臭可知是体内有热而患处局部还有炎症的反应，当适当的加用清热的药物，故用上了天花粉、蒲公英、败酱草。患处刀口暗红，手术之后多有瘀热，故加用活血化瘀泻热的赤芍，全方切合疾病的病机，一方面养阴透热，一方面兼顾手术之后多有瘀热的情况，辨证用药故能够收到良好的疗效，提高了患者愈合的时间，也同时缓解了患者各种临床症状，可见青蒿鳖甲汤辨证用于治疗肛肠手术以后的优势。

（四）听神经瘤术后脑室腹腔引流排异反应

神经瘤起源于听神经鞘，是一典型的神经鞘瘤，由于没有神经本身参与，故恰当称谓应为：听神经鞘瘤，是常见颅内肿瘤之一，好发于中年人，高峰在 30~50 岁，无明显性别差异。听神经瘤因源自神经膜，故而又称听神经鞘膜瘤，为小脑脑桥角常见的良性肿瘤，多见于 30~50 岁的中年人，女性多于男性，由于本病的早期初期耳鸣、耳聋和头晕，故多初诊于耳科。肿瘤在内耳道内逐渐增大将推动或压迫听神经、前庭神经和伴行的内听动脉，后者又将影响内耳血供，作为感觉结构退变，表现为单侧缓慢进行性，（偶呈突发性）耳聋，高调耳鸣、头晕和不稳感，肿瘤也可直接破坏骨迷路而产生类似症状，若中间神经与面神经被推压将出现耳内疼痛，涎腺与泪腺分泌改变，舌前味觉异常，半面肌痉挛，肌无力或瘫痪，肿瘤向小脑脑桥角方向发展，首先破坏岩尖及其上的三叉神经节，引起患侧面部麻木，角膜放射消失等。若肿瘤与脑干和小脑接触并使之受压，可引起自发性眼震和共济失调，肿瘤过大引起周围静脉回流障碍，脑脊液循环受阻，可使颅内压升高，出现头痛，恶心呕吐等。

【病案举例】

周某，女性，35 岁。主诉：反复发热，头痛 6 个月，加重伴胸胁、腹痛 2 周。现病史：患者因患右听神经瘤于 1999 年 8 月在本院施术并行脑脊液腹腔引流术。术后半年多来，反复发热，晨轻夜重，体温高达39℃。腹部切口处局部胀痛，囊样隆起，考虑可能腹腔引流段阻塞，局部渗出，于 2000 年 3 月 7 日再行脑室盆腔引流术，术后 2 周来发热依然，头痛加剧伴胸腹部疼痛，血常规：白细胞 $14.18 \times 10^9/L$，中性粒细胞比例75%，院内外专家、神经外科几经会诊，诊断为：引流术后排异反应。因屡用青霉素钾、甲硝唑、地塞米松及解热镇痛等药无效而停药，请中医会诊。3 月 24 日初诊：体温 38.18℃，（上午 38℃，下午39℃），热势暂降之前必有恶寒、汗出。右耳失听，两眼失明，右侧口、右上肢肌力减退，引流管经过右侧胸胁、少腹皮下红肿、扪之疼痛。脉细数、舌干，舌苔薄黄腻。此为阴分伏热，且有阴阳交争之象，拟滋阴清热、佐以透表清里之法，予青蒿鳖甲汤合小柴胡汤方。药用：青蒿12g，鳖甲 15g，知母 9g，生地黄 15g，牡丹皮 10g，柴胡 10g，姜半夏9g，党参 10g，黄芩 7g，生甘草 4g，赤芍 10g。5 剂。药后身热趋平，头痛明显减轻，胸胁痛消失，右少腹痛减轻，局部仍有红肿。脉缓，舌干，苔薄。拟守前法，上方加败酱草、冬瓜子、桃仁、生薏苡仁各9g。7 剂。药未尽剂，身热已平，头痛，腹痛均告消失，病告治愈。[53]

（五）胆囊炎胆石症术后发热

胆囊炎分急性和慢性两种，临床上多见，尤以肥胖、多产、40 岁左右的女性发病率较高。急性胆囊炎发病与胆汁淤滞和细菌感染密切相关。主要致病菌为大肠杆菌（占 60% ~ 70%）、克雷伯菌、厌氧杆菌等革兰阴性菌。慢性胆囊炎一部分为急性胆囊炎迁延而成，但多数既往并无急性发作史。约 70% 的病人伴有结石。

中医学认为，胆结石、胆囊炎属"胁痛"、"黄疸"等范畴，是因情志不畅，过食肥甘油腻等导致肝气不舒，脾失健运，湿热内生，煎熬胆汁，凝结成石；石阻胆道，遂生诸证。此病多由于肝胆湿热日久而成，但同时也兼有痰湿或者痰瘀等情况，所以在临床上我们要根据患者的不同表现辨证治疗。

【病案举例】

王某，女，40 岁，干部，1992 年 6 月 12 日就诊。诉胆囊炎胆石症手术后，反复发热已 2 个月，每日晡至子时，夜发低热，热退无汗，口干欲饮，饮水不多，大便干结。小便短赤，四肢倦怠，不能劳作，舌红苔少，根黄腻。此乃湿热余邪留恋阴分，耗伤阴液。治以滋阴透热为主。方用青蒿鳖甲汤加味主之：青蒿 15g，鳖甲 20g，知母 12g，丹皮、白薇各 10g，地骨皮、生地各 15g，茵陈 12g，薏苡仁 30g，日 1 剂，水煎服，连服 10 剂，热退身凉。[16]

按：胆囊炎手术后，见夜间低热，热退无汗，舌红少苔，乃湿热余邪留恋阴分，阴液亏虚之证。故用鳖甲滋阴泄热，入络搜邪；青蒿、茵陈、薏苡仁导湿热余邪外出；生地、丹皮、地骨、知母、白薇滋阴清热。诸药合用，阴复邪退，其正自安。

（六）前列腺术后发热

前列腺炎是成年男性的常见病。前列腺炎的常见症状为尿急、尿频、尿痛、滴白、腰痛，甚至引起性功能障碍等。慢性前列腺炎常易复发。此病主要属于中医淋证的范畴，淋证是指因饮食劳倦、湿热侵袭而致的以肾虚，膀胱湿热，气化失司为主要病机，以小便频急，滴沥不尽，尿道涩痛，小腹拘急，痛引腰腹为主要临床表现的一类病证。实则清利，虚则补益，是治疗淋证的基本原则。实证有膀胱湿热者，治宜清热利湿；有热邪灼伤血络者，治宜凉血止血；有砂石结聚者，治宜通淋排石；有气滞不利者，治宜利气疏导。虚证以脾虚为主者，治宜健脾益气；以肾虚为主者，治宜补虚益肾。

【病案举例】

黄芩汤与青蒿鳖甲汤合用治疗前列腺摘除术后身热口苦症。

范某，男，58 岁，干部。1998 年 7 月 23 日来诊。自述患前列腺炎及增生、肥大 14 年之久，经常小便不利腰痛，阴部出汗及胀痛不舒并放射至大腿内侧。每于饮酒或劳累后加重，此症每次发病后服用清热利湿解毒的中药及注射青霉素等药物治疗，病情得到缓解后停药，但反复迁延不愈。近日用 B 超检查，示前列腺回声增强，不均匀，似有恶变趋向，故决定做手术摘除术。1998 年 5 月 13 日手术，随后用抗生素输液治疗 1 个月出院。出院后时常感觉身热，下午加重，晨起汗出才可身凉。口苦而腻，腹痛时即刻要大便并溏泻不爽，日 3～5 次，每于食羊肉泡馍或辛辣发物而加重，小腹胀满，小便红赤涩痛，心烦恶心，舌红、苔白腻，脉弦数。以此症曾服龙胆泻肝丸、知柏地黄丸或汤剂均无效。辨证为温病湿热郁滞胆腑证，治以清热化湿，宜畅气机，透邪外出。方用黄芩汤（《温热逢源》）合蒿芩清胆汤（《通俗伤寒论》）加减治疗。方药：白芍 15g，黄芩、焦栀、淡豆豉、青蒿、半夏、赤苓、滑石、黄连、甘草各 10g，竹茹 6g，琥珀 1g（冲服），先服 3 剂，身热，口苦明显减轻，大便次数减少，其他症均明显好转而要求再服 3 剂。9 月 1 日 3 诊，小便通畅，大便正常，口干不苦，心烦，恶心等症状明显消失。现惟独身热，入夜加重，黎明热减身凉之症未能消除，脉细数。此为邪留阴分，余热未清所致，治以滋阴透热，方用青蒿鳖甲汤（《温病条辨》）加味。方药：青蒿、生地，知母、丹皮、地骨皮、胡连、银柴胡各 10g，鳖甲 20g，竹叶 6g，服用 10 剂而愈。[54]

　　按：患者经过清热除湿利胆治疗以后，其症状上得到了很大的改善，惟独还有身热，入夜加重，脉细数的症状，此为少阳湿热已解而还有余邪留恋的缘故。根据患者的不同病情具体情况，变换用药，也是为了符合治病求本的根本目的。而青蒿鳖甲汤独可以入于阴分清热透邪，在此处运用是当仁不让。

（七）脾切除术后发热

　　脾功能亢进是指肿大的脾脏对血细胞产生破坏和隔离作用，血中红细胞、白细胞和血小板数量减少，一般血小在正常状态下一般摸不到脾脏，如果仰卧或右侧卧位可能触摸到脾脏边缘即可认为是脾大。脾功能亢进是一组综合征，许多疾病可以引起脾功能亢进，其中以各种不同原因引起的肝硬变最为多见，如肝炎后肝硬变，血吸虫性肝硬变、门脉性肝硬变等；其次为慢性感染引起，如疟疾等；而血液系统中的遗传性球形红细胞增多症，自身免疫性贫血，原发性血小板减少性紫癜等疾病也可引起脾功能亢进。而中医主要认为脾大所表现出来的征象主要是脾不统摄血液所导致的表现，可以归于脾气虚弱、脾阳虚弱、热迫血行、瘀血阻滞等辨证范畴。

【病案举例】

吴某，男，43 岁，农民。患皮肤紫癜 3 年余，在兰州某医院诊断为脾功能亢进，巨脾症，于 1993 年 7 月 4 日行脾切除术，术后 5 天内体温不超过 38℃，以后几天正常，从第 10 日开始每天下午 6 时以后高热，体温 39℃以上甚至超过 40℃，次日凌晨热退，热退无汗，应用数种抗生素和清热解毒中药治疗 5 天，无效，邀余会诊，于 1993 年 7 月 20 日晚 8 时往诊，症见：神疲懒言，肌肤发热，体温 39.6℃，无汗，面色少华，纳食尚可，舌淡红，光而无苔，脉细弱而数。血红蛋白 104g/L，白细胞 9.1×10^9/L，嗜中性粒细胞 0.74，淋巴细胞 0.26，红细胞 4.05×10^{12}/L，血小板 28.0×10^9/L。证属邪伏阴分，兼有气血双虚，治以透邪外出补益气血。方以青蒿鳖甲汤加味。青蒿 15g，鳖甲 20g，生地 30g，丹皮 10g，知母 15g，黄芪 30g，太子参 15g，白芍 12g，茯苓 10g，当归 15g，生葛根 20g，甘草 6g，白术 10g。上方服 3 剂后，热势已退，随症出入再服 5 剂，神疲懒言，面色少华，纳差等症渐除。[8]

按：脾不统血而导致血液外溢，停留于皮肤下，日久本身就能够伤耗人体的阴血，而经过手术，术中损失阴血，更容易导致阴虚。患者先经过抗菌素的治疗不见效果，可以排除是由于术后感染导致的发热，细观患者神疲懒言，肌肤发热，舌淡红，光而无苔，脉细弱而数。为阴虚发热所致，选用青蒿鳖甲汤入阴滋阴清热，黄芪、太子参、茯苓，白术补益人体正气；合当归为当归补血汤，补益被损耗的阴血并且补而不滞，既考虑到发热的情况，也考虑到患者术后这个特殊的阶段，值得我们学习。

五、肿瘤相关疾病引起的发热症状

（一）癌症导致的发热

癌细胞能产生一些物质，如类癌产生 5 - 羟色胺，嗜铬细胞瘤产生儿茶酚胺，肝细胞癌产生甲胎蛋白，以及许多癌细胞能产生异位激素等，其中有些物质可以引起机体发热。在癌症的过程中还有感染的原因也可以导致发热，而且肿瘤患者的发热，很多是由感染引起的。在肿瘤患者的死亡原因中，感染约占 50% 以上。癌性发热体温一般在 37.5 ~ 38.5℃，有时可达 39 ~ 40℃，发热期间中毒症状不明显，畏寒及与发热有关的心动过速少见，病人一般情况尚好，用抗生素治疗无效，而用非甾体类消炎镇痛药常能奏效。

在中医的理论中癌症发热要根据患者的情况进行辨证论治，病性多是虚实夹杂，由于毒邪盛实、痰瘀互凝为标，气血虚弱为本而致。

【临床应用】

1. 熊氏[55]等运用青蒿鳖甲汤治疗肿瘤患者放化疗后发热或者由于本身免疫功能低下而导致的发热共 64 例，33 例继发于放化疗治疗，21 例继发于应用抗生素后，10 例为恶异质卧床患者。所有病例随机单盲分为氟康唑组 31 例、联用组 33 例。氟康唑组予大扶康（氟康唑注射液）400mg/d，首剂加倍，连用 14 天。联用组在应用大扶康的基础上加用青蒿鳖甲汤（青蒿 6g、鳖甲 15g、生地 12g、知母 6g、丹皮 9g，水煎服，日 1 剂）。观察患者治疗前后的症状、体征、实验室检查及胸部 X 线检查等。氟康唑组治愈率为 64.52%（20/31 例），联用组治愈率为 90.91%（31/33 例），两组比较有显著性差异（P<0.01）。

2. 边氏[56]等运用青蒿鳖甲汤治疗癌性发热，患者均为住院病人，经临床和病理学检查确认为癌症，体温最低为 37.5℃；最高达 43℃，经临床症状、体征和各项理化检查排除感染灶，周围血常规分类中性均未超过正常值，排除非癌性造成的发热。其中：肺癌 9 例、肾癌 5 例、食道癌 5 例、直肠癌 4 例、乳腺癌 4 例、胃癌 6 例、恶性淋巴瘤 3 例、肝癌 8 例、鼻咽癌 1 例、卵巢癌 3 例。按照 TNM 分期标准，Ⅰ 期 10 例，Ⅱ 期 38 例。随机分成青蒿鳖甲汤组和消炎痛组。方法：青蒿鳖甲汤组（治疗组）：以滋阴清热为大法，佐以益气活血。方剂以青蒿鳖甲汤加味。基本方：青蒿 20g、鳖甲 30g、生地 30g、知母 10g、丹皮 10g、黄芪 20g、水蛭 10g。临床加减：挟痰湿者加佩兰、扁豆；兼瘀血加土鳖虫、桃仁；热毒蕴结加生石膏、金银花；气虚甚者加党参、白术。每日 1 剂，分 2 次温服，早晚各 1 次。消炎痛组（对照组）：以消炎痛 25mg，每日 3 次，均连续服 7 天为 1 疗程，再停 7 天，观察疗效。结果治疗组总有效率（显效与有效）为 75%；对照组总有效率为 45.8%，治疗组的降热疗效明显高于对照组，两组比较有显著性差异（P<0.05）。用药后两组降热时间比较结果表明，治疗 3 天内对照组降热疗效（指降热例数）明显高于治疗组；治疗 7 天对照组降热疗效稍高于治疗组。对用药 7 天两组体温下降的情况进行统计学处理；结果：两组间无显著性差异（P>0.05）。停药后体温回升情况比较：两组分别用药 7 天后，对体温下降的病人，在停药后 7 天内，分别观察体温回升情况。结果见表 3，治疗组体温回升例数明显低于对照组，两组比较有非常显著性差异（P<0.01）。

癌性发热多见于中晚期癌症患者，临床表现：低热、久热、潮热、壮热等热型。其机制多为久病耗伤气阴，气阴两虚，阴阳失调，气虚则无以化生津液，则阴津俱亏，阴虚不能敛阳，虚阳外越故表现发热。临床并见面色潮红，盗汗，口干口渴，尿赤，舌嫩红无苔或少苔，脉细数等，治疗以养阴清热为大法，佐以益气活血。青蒿鳖甲汤具有养阴清热之功效，此方出自《温病条辨》"夜热早凉，热退无汗，热自阴来者，青蒿鳖甲汤主之"。用以治温病后期阴虚邪伏，阴液耗伤，邪伏阴分的发热。现在应用不局限于温病阴虚邪伏的发热，而对原因不明的久热及慢性消耗性疾患的发热，凡并见阴虚证候的均可使用。

【病案举例】

1. 徐某，男，39岁，1999年6月27日来诊。1周前确诊为"右肺细支气管肺泡癌"，本拟入院后接受化疗，但因发热而暂缓，先接受抗生素治疗3天，热不退，体温下午37～38℃之间，有时达39℃，清晨体温正常，加用激素及奈普生治疗后热降，但停药体温又上升。1999年7月5日始考虑服用中药。诊见面红消瘦，干咳无痰，口干不多饮，舌质红，苔薄而少，脉沉弦，拟青蒿鳖甲汤加减，处方：青蒿10g，醋炙鳖甲30g（先煎），生地黄12g，知母8g，牡丹皮10g，天花粉10g，麦冬10g，生甘草6g。5剂，每日1剂，水煎2次分服。服后热减，未出现高热，口干及干咳等症明显减轻，续以原方再进5剂，热退，从而耐以接受化学治疗。[57]

按：患者为"右肺细支气管肺泡癌"，本拟入院后接受化疗，但因发热而暂缓，用西药的疗效不稳定，药物撤退以后发热又明显起来。中医辨证论治，发现患者面红消瘦，口感不多饮，舌质红，苔薄而少，为一派阴虚发热的表现，用青蒿鳖甲汤治疗切合病机，收到良效。启发我们在治疗一些危重疾病的时候，辨证论治也可以解决一些疑难的问题。

2. 许某，女，33岁。2005年6月27日来诊。1周前确诊为：肺细支气管鳞癌，本拟入院后接受化疗，但因发热而暂缓，先接受抗生素治疗3日，热不退，体温下午37～38℃之间，有时达39℃，清晨体温正常，加用激素及消炎痛治疗后热降，但停药体温又上升。邀余诊治。诊见：面红消瘦，干咳无痰，口干不多饮，舌质红，苔薄而少，脉沉弦，拟青蒿鳖甲汤加减，药用青蒿9g，醋炙鳖甲30g（先煎），生地黄20g，知母9g，牡丹皮12g，天花粉15g，麦冬15g，生甘草6g。5剂，每日1剂，水煎2次分服。服3剂，症状缓解，但第4天出现大便烂，晚间低热，苔腻，脉细数。未出现高热，口干及干咳等症明显减轻。效不更方，续以原方再进5剂，热退，后接受化疗。

按：西医学对肺癌患者癌性发热的原因尚未完全明了，目前一般认为主要与肿瘤坏死组织的吸收、肿瘤的某些代谢产物致热原、肿瘤组织释放前列腺素 E、器官代谢失常及肿瘤组织自身存在炎症有关。临床多见于肿瘤生长速度快、恶性程度高的患者。常规体检、实验室、放射检查缺乏感染证据，应用抗生素无效。肿瘤患者全身情况差，若合并发热，直接影响患者的生活质量，常出现神疲乏力、食欲下降、头昏心悸、便秘、尿赤等症状，易加速病情恶化。单纯使用西医解热镇痛剂容易出汗，易造成虚脱，且往往疗效欠佳，复发率高，并易引起消化道出血。而应用中医药治疗有一定的优势，笔者在辨证论治原则指导下，运用青蒿鳖甲汤治疗肺癌癌性发热，取得了较好的疗效。临床使用时一是鳖甲滋阴透热"入络透邪"，量必须大，一般需 30g 效佳，量少则嫌力薄。青蒿轻清芳香透络，引邪外出，量必须少，一般 6g 左右，量大时芳香径自走泄，反不能引邪外出，透热效果减弱。二是有发热而无兼症时，要结合肺癌的病机，或患者病史等全面分析，如有阴虚病机可据，用之亦效。[58]

3. 朱某，女，47 岁，2000 年 5 月 7 日来诊。卵巢未成熟畸胎瘤术后 3 年，平素头晕乏力，近 10 余天发热，体温 38℃左右，当地诊所补液退热治疗，热暂退，停药体温又升。诊见面色不华，肌肤甲错，心烦不安，舌质淡暗，脉沉涩。拟养阴清火，活血化瘀。当归六黄汤加减。处方：当归 10g，生熟地黄各 10g，黄芩 10g，黄柏 10g，桃仁 10g，红花 6g，女贞子 10g，旱莲草 10g，黄芪 20g，炙甘草 6g。7 剂，每日 1 剂，水煎 2 次分服，服后热退症减，继进 10 剂诸症皆除，后以滋阴养血之剂调理 1 个月，体质渐佳，胜任家务劳动。此案属阴虚血瘀，化热生火，方中生地黄、旱莲草、女贞子滋阴清火；当归、熟地黄、桃仁、红花活血化瘀；黄芪益气以助活血。诸药合用，共奏滋阴清火、活血化瘀之效。

按：肿瘤病人的发热往往虚实夹杂，治疗中切不可一味苦寒攻泻，而宜在扶正基础上或补益气血或滋阴助阳，同时给予活血化瘀或清热解毒方能取得满意疗效。[57]

（二）青蒿鳖甲汤对肿瘤化疗后体弱患者的应用

放疗和化学疗法在治疗肿瘤，杀灭肿瘤细胞的同时也会损伤到人体的正常细胞，导致正气的虚弱，出现一如口干、恶心、纳差、食欲减退、口渴、疲倦乏力、白细胞和血小板以及其他的有益的细胞水平低下，容易脱发等等情况。从中医的虚劳来辨别证型的话可以从阴虚、血虚、脾胃虚弱、肝肾不足等等方面入手。由于放化疗伤害人体的正气导致人体的虚弱，并且同时肿瘤的细胞还残存在体内继续对身体造成危害，损耗人体的气机，制造代谢的产物，所以在各种不同的虚劳的情况下，还会有邪气留恋的症状发生。此时我们应该以扶正祛邪为治疗的原则。既能够补益正气使患者能够坚持放化疗，也同时能使邪气得到透解，症状得到控制。

【临床应用】

1. 藏氏[59]等运用青蒿鳖甲汤治疗放化疗以后体虚弱的患者，治疗组31例，男17例，女14例，各种恶性肿瘤包括非何杰金氏淋巴瘤、胃癌、肺癌、食管癌，前列腺癌骨转移，乳腺癌肺转移，对照组31例，治疗方法两组病人均为内科住院病人，采用正规化疗方案进行治疗，在化疗间歇期内出现以下症状体征：体虚、多汗、心悸、人睡后易醒、食欲下降。治疗组采用青蒿鳖甲汤加减，每日1剂，水煎早晚服用7～10日为1疗程，2个疗程后进行统计比较，根据舌象，脉象加减，其组成为鳖甲30g，青蒿20g，舌红，脉细数，阴虚症者加太子参30g，五味子10g，薏苡仁30g，头晕汗多乏力者加黄芪20g，麦冬20g，地骨皮20g，心悸，睡眠差加沙参20g，麦冬20g，茯苓10g，多汗并身冷，手足发凉加生地10g，白术20g。对照组采用对症支持处理。观察指标治疗过程中主要观察生存质量按卡氏生存评分标准计分，主要症状和体征食欲减退，虚弱，心悸，出汗，睡眠障碍。治疗组病人，特别淋巴瘤病人中的女性，症状改善明显，于服药1个疗程后自觉出汗明显减少，乏力改善，心悸，失眠改善，其余人用药两个疗程后，均有不同程度改善心情好转，生存质量提高，对下周期化疗做好了充分的准备，其中3例病人改善不明显，年龄均偏大，体质欠佳，化疗反应较重，进食量少，药效差，未能正规服药可能也是其原因之一。

鳖甲常以醋炙黄后再用，性咸寒，归肝脾经，滋阴潜阳，治疗阴虚发热，骨蒸盗汗，对久病阴液耗伤，夜热早凉较好，与生地青蒿同用疗效更著。青蒿其性寒苦，归肝胆经，清热退蒸，阴虚潮热，盗汗，常与鳖甲同用。太子参性甘微苦，微温，归脾肺经，主治补气救脱，健脾生津止渴，对于阴虚心悸，体虚乏力多汗有特效，采用30g大剂量应用减少疲劳，改善食欲及睡眠，对心脏神经官能症有疗效。沙参、麦冬均有养阴益胃，对阴虚口渴，咽干，阴血不足，心烦不眠，心悸有效，常与生地同用。茯苓甘淡，归心、肺、脾、肾经，健脾补中，宁心安神。五味子性酸温，归肺肾经，固表敛汗，生津止渴，与党参、麦冬同用。青蒿鳖甲汤加减经临床观察提示全方有扶正祛邪、滋阴敛汗、提高生存质量之功效，对稳定病情，减轻化疗后体虚、多汗有显著效果，据临床观察特别对于女性病人，入睡困难，睡后易惊醒，伴心悸者，更有明显的效果。

（三）青蒿鳖甲汤在急性髓细胞白血病中的运用

急性髓细胞白血病是一种常见的血液恶性肿瘤，占全部急性白血病的 70% 左右，发病率大约为 4.6/10 万人。美国 2004 年中发病病例为 10000 例左右，每年死亡病例为 7100 例，占 70% 左右，是严重危害人类身体健康的疾病。

急性髓细胞白血病分为很多的亚型，有 M1 – M5。其中 M5 型是指：（急性单核细胞白血病）骨髓中单核系细胞 ≥80%，包括原始单核，幼稚单核及成熟单核细胞分为 2 个亚型。①M5a（未分化型）原始单核 > 80%。②M5b（部分分化型）原始细胞和幼稚单核细胞 >30%，原始单核 <80%。

【临床应用】

黄氏等[60]用加味青蒿鳖甲汤对急性髓系白血病缓解期患者免疫功能进行观察分析。方法：将 35 例急性髓系白血病缓解期患者随机分为治疗组和对照组。2 组均按常规化疗方案（DA 或 MA 或 HA 方案）巩固维持治疗，治疗组加服加味青蒿鳖甲汤煎剂。观察治疗前后外周血 T 细胞亚群及 IL – 2、sIL – 2R、TNFα、sTNFαR 水平变化。结果：治疗组 T4 百分比升高，T8 百分比降低，T4/T8 比值升高，自然杀伤细胞百分比升高；治疗组 IL – 2 明显升高，sIL – 2R、TNFα、sTNFαR 明显下降。结论：加味青蒿鳖甲汤对急性髓系白血病缓解期患者的免疫功能具有调节作用。

【病案举例】

1. 钟某，男，39 岁。患急性髓细胞白血病 M5b 3 年余，化疗完全缓解后多次巩固化疗。6 个月前于某医院 1 次化疗后持续发热 1 个月余，体温在 38 ~ 39℃ 之间，经抗感染及对症治疗均未退热，请丘教授诊治。诊见：弛张高热，多汗，纳呆，疲乏，头发全脱落，面色苍白，舌淡、苔白厚，脉弦细数。证属正虚邪伏阴分。治以清透阴分邪热。以青蒿鳖甲汤加减。处方：青蒿、鳖甲（先煎）、牡丹皮、金银花、女贞子、旱莲草各 15g、黄芩、桑叶各 12g，甘草 6g。服药 1 剂热减，续服 5 剂热退。复诊时继续给予滋阴益气解毒之剂及清毒片（山慈菇、重楼、白花蛇舌草、制大黄、胡黄连、大青叶等组成）、养正片（黄芪、人参、补骨脂、熟地黄、黄精、赤灵芝、女贞子、旱莲草等组成，本院制剂室制剂）口服。[22]

　　按：白细胞减少、粒细胞缺乏、免疫能力低下引起细菌、病毒感染是白血病发热的常见病因，化疗后的骨髓抑制、粒细胞缺乏常导致感染发热。正气虚、邪毒内侵是急性白血病重要病机，邪毒入血伤髓是其病理。本例化疗后损伤肝肾精血，致六淫外邪入侵而致发热，经多方治疗仍高热不退，乃因肝肾虚弱致邪陷阴分，故以青蒿鳖甲汤加减清透阴分邪热，服药数剂邪热外透而解。在化疗中后期辨证运用扶助正气、补益肝肾之剂可防止化疗后体虚致外邪入侵或邪陷阴分。[13]

（四）青蒿鳖甲汤在急性非淋巴细胞白血病中的运用

　　急性非淋巴细胞白血病约占小儿急性白血病的 25% 左右，可发生于任何年龄，无明显年龄的发病高峰，男女之间无差异。

　　急性肺淋巴性白血病可以分为多种亚型，有 M1 – M7。其中急性粒 – 单核细胞白血病（M4）依原粒和单核细胞系形态不同，可包括下列四种亚型：①M4a：原始和早幼粒细胞增生为主，原幼单和单核细胞 >20%（非红系细胞）；②M4b：原、幼单核细胞增生为主，原始和早幼粒细胞 >20%（非红系细胞）；③M4c：原始细胞既具粒系，又具单核细胞系形态特征者 >30%；④M4ED：除上述特点外，有粗大而圆的，嗜酸颗粒着色较深的嗜酸粒细胞，占 5% ~30%。

【病案举例】

　　李某，男，38 岁。2003 年 6 月 25 日初诊。因全身皮下瘀点、齿衄，诊断为急性非淋巴细胞白血病 M4a。9 个月前曾予 DA 方案诱导化疗缓解，因故间隔 2 个月未化疗，见贫血、齿衄、皮肤紫瘀，外周血大量幼稚细胞，骨髓细胞学检查为原粒 15%，原幼单 4%。诊为非淋巴细胞白血病 M4a 复发。予 MA 方案化疗 1 疗程，再次缓解，后予以 DA 方案巩固 1 疗程，末次化疗时间为 2003 年 6 月巧日，共经 3 疗程化疗后患者因经济原因不愿再行化疗，门诊予以中医治疗。诊见：患者精神欠佳，面色稍白，纳睡及二便尚可，无头晕头痛、心慌气促及出血，舌淡红、苔薄白，脉细。证属正气虚弱，邪毒内伏。治以扶正祛毒。予清毒片每次 4 片，每天 3 次；养正片每次 4 片，每天 3 次。中药以补益脾肾为主，辅以透邪清毒。方以青蒿鳖甲汤加减。处方：青蒿（后下）、生地黄、牡丹皮、知母、黄精、获苓、女贞子、旱莲草、半枝莲各 15g，鳖甲（先煎）、白花蛇舌草各 20g，甘草 6g，以此方为基础随症稍作加减，治疗数月，患者精神尚可，无明显头昏、气促、心慌，无出血倾向。检查外周血分析：白细胞（3～5）×10⁹/L，未见幼稚细胞，血红蛋白 60～80g/L，血小板（60～90）×10⁹/L。[22]

按：急性白血病经早期积极诱导治疗获得完全缓解后，体内仍存有用普通方法检测不出的白血病细胞，即微小残留白血病，是白血病复发根源之一。丘教授认为正气虚弱而邪毒内留阴分是其基本病机，治疗以扶助正气，清透余毒为法。本例经骨髓细胞学等检查确诊为急性非淋巴细胞白血病 M4a，首次化疗缓解后因故 2 个月未作治疗，体内余毒日益积蓄，损伤正气，导致复发。复发后再次诱导缓解并巩固 1 疗程，并坚持中医治疗。清毒片、养正片是丘教授领导的研究小组研制并用于临床的有效药物，能改善白血病模型动物的免疫功能。汤药以清透阴分余毒之青蒿鳖甲汤配伍补益脾肾、清热解毒之品，扶正、祛毒、透毒数法合用，有效地控制了邪毒继续增殖。

（五）青蒿鳖甲汤在急性淋巴细胞性白血病中的运用

急性淋巴细胞性白血病是一种进行性恶性疾病，其特征为大量的类似于淋巴母细胞的未成熟白细胞。这些细胞可在血液、骨髓、淋巴结、脾脏和其他器官中发现。

急性白血病中，恶性细胞失去成熟和定向（分化）产生其功能的能力。这些细胞迅速分裂并取代正常细胞。当恶性细胞取代正常的骨髓成分时即发生骨髓衰竭。因为正常细胞的数目减少，此患者就会变得容易出血和感染。

大多数病例看上去无明显诱因。但是，辐射、某些毒素，如苯和一些化学试剂，被认为是白血病的诱发因素。染色体异常也在急性白血病的发生过程中发挥一定的作用。

【临床应用】

1. 患者李某，男，17 岁。3 年前因"发热不退皮下瘀点"入本院检查，查周围血象白细胞计数达 $170 \times 10^9/L$，镜下见大量幼稚细胞，诊为"急性白血病"。转入武汉某医院，经骨髓穿刺检验证实为"急性淋巴型白血病"，经"VP 方案化疗，诱导缓解 1 年余。检查血象：血红蛋白 10.2g/L，白细胞 $4.2 \times 10^9/L$，分类无幼稚细胞，血小板 $98 \times 10^9/L$；骨髓象：原始细胞与早幼粒细胞均小于 5%，达到了完全缓解。2 年来间断用泼尼松、氨甲喋呤、门冬酰氨酶等维持缓解。3 个月前以发烧、咳嗽、外周血象异常、骨穿见不成熟幼稚细胞 >20%，在武汉某医院经用 VP 方案及门冬酰胺酶化疗 2 个月余，疗效不佳，转来我院治疗。住院前持续高热半个月余。查体：贫血貌，口腔多处溃疡，体温：40.8℃，呼吸 27 次/分，心率 112 次/分，血压 100/70mmHg，全身皮肤无出血，肝脾不大，浅表淋巴结不肿大。周围血象：血红蛋白 60g/L，

红细胞 1.45×10^2/L，白细胞 1.2×10^9/L，血小板 60×10^9/L，白细胞少无法分类。入院诊断：①"急淋"复发；②口腔溃疡并感染。予以 5% 葡萄糖氯化钠 500ml + 先锋霉素 6.0g 静脉滴注，维生素 C 1.0g，维生素 B_6 100mg，氯丙嗪 25mg，异丙嗪 25mg，地塞米松 10mg，0.9% 氯化钠 250ml + 长春新碱 2mg 静脉滴注，治疗 1 周，体温未能控制。家长甚为着急，后邀请我们试用中药治疗。初诊见发热入夜为甚，咽痛口糜，鼻腔亦有溃疡糜烂，以为热毒既久，深入下焦，灼伤肝肾营阴，故选用青蒿鳖甲汤加清热解毒之品如大青叶、金银花、连翘、玄参。药后，体温仍高不下。继则在辨证中注意到持续高热，汗出热不解，时值春寒但每日能饮用健力宝饮料 4~5 罐，遂拟白虎汤加大青叶、金银花、连翘、玄参等清营透气解毒疗咽之品。药后体温降至 38.6℃，翌日，体温复升，高达 41℃，疗效不能巩固。经认真分析总结发现：本病例按温病"卫气营血"辨证的路子是对的，并且属"气营两燔"证，为何清气与凉营透热相结合而疗效不够巩固呢？热邪是在气在营，孰轻孰重呢？疑似之间，使我们顿悟：此病与"伏气温病"相类，先有肾精亏虚，或先天之本未充，热毒乘虚侵袭，深入骨髓，虽暂不发病，或治之缓解，但逢春则借生发之势，其伏热由内达外，由骨髓-血分-营分-气分-卫分五个层次向外透发，此证清气凉营能获一时之效，就在于只清了气营两个层次的热毒，而深在骨髓的伏热未得透发出来，故热势再度驰张，当拟咸寒、甘寒复辛寒清透之剂，直入骨髓，兼入营分、气分，方能使深伏骨髓之热毒外达。处方：广犀角（水牛角代）粉 1g（冲服），生地黄 30g，玄参 15g，沙参 30g，生石膏 100g（先煎），知母 24g，金银花 30g，连翘 15g，大青叶 30g，紫花地丁 30g，西洋参 10g，1 剂，水煎频饮，服药数小时体温渐降，至次日复诊：体温：37.6℃，汗出较多，渴饮减少，药已中的，原方巩固续服 2 剂，以清余邪。复诊：体温：37℃仍汗出，咽痛减，口腔溃疡亦好转，少气倦怠，纳食不香，睡眠不安，汗多伤及心阴，加之营热、髓热未尽，拟沙参 30g，麦冬 10g，石斛 15g，玉竹 15g，知母 20g，玄参 15g，生地黄 30g，酸枣仁 30g，五味子 10g，金银花 20g，连翘 15g，大青叶 20g 加减迭进 7 剂，复诊：体温 36.8℃，口腔溃疡愈合，周围血象白细胞 3.4×10^9/L、中性粒细胞 0.80. 淋巴细胞 0.20，血小板 60×10^9/L，镜下见少量幼稚细胞。遂出院，3 个月后随访，体温正常，仍在化疗中。[61]

（六）青蒿鳖甲汤治疗粒细胞减少发热

粒细胞减少可有遗传性、家族性、获得性等，其中获得性占多数。

药物、放射线、感染、毒素等均可使粒细胞减少，药物引起者最常见。病人可无症状或有非特异性症状，如乏力、纳差、体力减退，并有易感染倾向。是否合并感染视粒细胞减少程度。感染部位以肺、尿路、皮肤等多见。

中医将白细胞减少症和粒细胞缺乏症归入"虚损""虚劳"范畴。其疾病的病因为劳倦内伤后失调或药后损伤脾肾，导致脾肾亏虚，气血不足，阴阳失调。病位在脾肾，虚证多见，也可兼有瘀湿热或虚实夹杂的情况。

【病案举例】

陈某，女，43岁，干部，1997年7月19日就诊。诉每逢夏季则低热已3年，今年又出现午后至上夜发热，血检白细胞$3.8 \times 10^9/L$，嗜中性粒细胞0.32，淋巴细胞0.60，单核细胞0.08。给予抗感染与促白细胞生长药治疗未效。刻诊除上症外，兼见皮肤灼热，颈部与腋下淋巴结串珠样肿大，口干咽燥，神疲乏力，大便干结，小便短赤，舌红少苔，脉细数。检查肝肋下3cm，脾肋下2cm，肝功正常，二对半（－），A2FP（－）。此乃邪热深伏，津液亏损，内热消烁，痰瘀蕴结。治以滋阴透热祛瘀之法。方用青蒿鳖甲汤加味主之：青蒿15g，鳖甲20g，银柴胡、白薇、丹皮、知母各10g，丹参、生地、地骨皮各15g，浙贝12g，瓜蒌18g，夏枯草15g，日1剂，水煎服。连服10剂后热退，照上方减银柴胡、地骨、白薇加黄精、枸杞各20g，连服20剂，诸症均消失，血常规正常。后继用中药治疗肝脾肿大1个月，肝脾肿大亦消失。[16]

按：本例粒细胞减少症表现为既有热邪深伏，津液亏损的夜间发热，口干咽燥，又有痰瘀互结的颈部瘰疬与胁下积块。故用青蒿、银柴胡、白薇祛阴分之热，领邪外出，鳖甲、生地、丹皮、地骨皮、丹参泄热养阴化瘀，浙贝、瓜蒌、夏枯草清热化痰散结。诸药合用，以达阴复邪退，瘀化结消之目的。

六、暑热

外感暑邪以后所导致的热证。《叶香岩三时伏气外感篇》："暑热深入，伏热烦渴。"暑热之邪，侵袭肺卫，热蒸肌表，兼以耗伤津气，可以出现以发热、微恶风寒、汗出热不退、心烦、口渴为主症的证候。因本证发生于盛夏暑热季节，其证候属性为阳热，故名曰"暑热"。暑热最容易耗气伤津。

夏月暑热既盛而又雨湿偏多，所以暑热又多夹湿。暑热是时行的邪气，多和暑天这个季节相关，治疗的时候多芳香化湿，而更以滋补气阴为法。

【病案举例】

1. 张某，男，34 岁，军人，1994 年 8 月 2 日就诊。患者 2 周前以发热待查入院，曾多次验血、尿、粪常规，及肝功，血沉，抗"O"，摄胸片，B 超肝胆等检查未异，血常规白细胞 $10.1 \times 10^9/L$，中性粒细胞 0.78，淋巴细胞 0.20，嗜酸性粒细胞 0.02，血沉 30mm/h。经抗感染等治疗 17 天后，仍朝轻暮重发热，体温晨起 37.4℃，夜间达 39.3℃，且伴口干咽燥欲饮，心烦不宁，夜寐难安，大便干结，小便短赤，舌质红绛，苔少带黄，脉细数。此乃暑热伏于营阴，耗伤津液，内扰于心。治宜凉营透暑，清热养心之法。方用青蒿鳖甲汤加味：青蒿 30g，鳖甲 20g，黄芩、栀子各 10g，川连 6g，生地、麦冬、玄参、地骨皮各 15g，知母、丹皮各 12g，日 1 剂，水煎服，连服 3 剂。药后体温降至正常，照上方减去黄芩、黄连、栀子，改青蒿、鳖甲为 15g，继服 3 剂而告愈。[16]

按：本例属原因不明的高热。患者小暑发病，症见朝轻暮重之发热，内扰于心而不宁。故用青蒿、黄芩、黄连、栀子祛暑清心除烦，鳖甲、丹皮、地骨、知母滋阴搜邪泄热，生地、玄参、麦冬养阴增液，诸药合用，阴复热撤，其神自安。

2. 方某，女，53 岁。患者自 1990 年始，每入夏令，则午后持续发热，体温 37.2 ~ 38℃，肌肤有灼热感，喜用凉湿毛巾擦拭，汗少或无汗，口渴但不欲饮，四肢倦怠，苔黄，脉细。暑热稽留，耗气伤津，拟清暑养阴生津，用青蒿鳖甲汤增味：青蒿 30g，鳖甲 10g，知母 10g，地骨皮 15g，丹皮 10g，生地 30g，竹叶 10g，白薇 10g，胡黄连 3g，连服 12 剂，热退羔平。[23]

七、盗汗

盗汗是中医的一个病证名，是以入睡后汗出异常，醒后汗泄即止为特征的一种病证。

中医对盗汗很早就有比较深刻的认识，在春秋战国时期成书的《黄帝内经》中称为"寝汗"。"寝"是指睡觉，有个成语叫"废寝忘食"，是说顾不得睡觉并忘了吃饭。很显然"寝汗"就是在睡觉的时候出汗。

盗汗的病机可以为血虚、阴虚、虚劳、产后失养、外感毛孔开合失司等。治疗的时候根据患者不同表现辨证治疗，但是多以补益阴血，收敛阳气为法。

【病案举例】

1. 朱某,男,13岁。盗汗10余年,尤以夜间为甚,眠汗如淋,每夜汗湿被衫,须换两次内衣内裤。曾多次在本地和外地医院门诊、住院治疗,用浮小麦、牡蛎、麻黄根、生熟地黄,也曾用西药(药名不详)治疗,效不佳。1991年元月21日来我处求治,诊见发育一般,体瘦,面色少华,食欲不振,自感少气肢软乏力,倦怠懒言,不耐风寒,X线胸片未见阳性体征,心电图提示窦性心律,偶有房性早搏,肝功能正常。素善荤物香燥食品,性情急躁易怒,大便时结,舌体细长,质红,苔薄,少津,脉细数。证属阴虚气虚性盗汗证。治宜滋阴补气健脾止汗。选方用药,青蒿鳖甲汤加味:青蒿草10g,鳖甲胶10g(烊化),知母20g,熟地黄20g,丹皮10g,银柴胡10g,黄芪60g,神曲15g。5剂。同时嘱改变饮食习惯,忌油腻香燥食品,调理精神。1991年元月26日复诊,诉:服第1剂药的当天晚间前半夜就减少了出汗量,下半夜出汗量更少,安然入睡,只换了一次内衣内裤,至服完第4剂药时盗汗症基本消失,服完5剂盗汗症完全消失,且食欲增进,倦怠懒言明显好转。诊见脸色红润有华,舌淡红,有津,脉弦细。效不更方,原方加减,再投5剂。1991年2月2日复查心电图,窦性心律和房性早搏消失,追访3个月未复发,至今如常人。[62]

按: 患者盗汗10余年,其痛苦可想而知,由于汗为阴液,也为心液,所以盗汗过多往往损耗阴液,导致阴液更加虚弱,阴损及阳,阳气也随之虚弱,就见到体瘦,面色少华,食欲不振,自感少气肢软乏力,倦怠懒言,不耐风寒的症状,而此时阴虚则不能制约阳气,需阳弛张则可以见到素善荤物香燥食品,性情急躁易怒等症状和体征,此时一般的滋阴药物惟恐病重药轻而不能达到效果,选择青蒿鳖甲汤治疗,有鳖甲直入阴分,滋阴潜阳,正中病机,方中本有清热养阴的药物,再加一味黄芪补气固表止汗,一味神曲开胃口、健脾胃,以达到滋生化源的作用,全方可以说是正中机要,考虑周全,患者10年苦疾,能够9剂而痊愈实在难得。

2. 王某,女,39岁。盗汗2年多,近几个月来加重,入夜身热尤盛,寐则汗出湿衣,晨起热退身凉,汗出自止,心中烦热,形体消瘦,目光无神,语声清高,舌体微胖、舌质红、苔薄白润,脉象细数或弦。用青蒿鳖甲汤。鳖甲20g,生地15g,知母、丹皮、青蒿各12g。服3剂汗减,服5剂痊愈,未再复发。体会:盗汗多由温病后期,余热未尽,邪热深伏阴分,伏热伤阴,阴液亏耗,以致夜身热尤盛,汗出湿衣。治疗伏热之盗汗意在领邪外出,故选用青蒿鳖甲汤养阴透邪并举,标本兼顾，故获良效。[63]

3. 杨某，女，46 岁。盗汗 1 年多，入夜身热，汗出湿身，微有气短，神疲，形体消瘦，饮食、二便正常，舌体微胖、苔白薄而润，脉象细弱。曾服知柏、当归、麦冬、龟板、熟地、党参、柴胡、生姜等未获疗效，而服龙骨、牡蛎、浮小麦、麻黄根烦热加重。此属伏热于内。治当透邪外出。方用青蒿鳖甲汤。鳖甲 20g，知母、青蒿各 12g，生地 15g，丹皮 9g。服 3 剂汗减，服 6 剂痊愈，未再复发。体会：患者曾服滋阴益气之药未中病机，而服敛汗固表药反增烦热，是为伏热在内无疑。《温病条辨》谓："夜热早凉，热退无汗，热自阳来者，青蒿鳖甲汤主之"。青蒿鳖甲汤，方中鳖甲直入阴分退虚热，青蒿清热透络，引邪外出，生地、知母益阴清热，丹皮凉血透热。诸药合用养阴透热而盗汗自减。[63]

八、甲衄

甲衄是指手指或者脚趾甲出血，排除一些器质性或者感染性的疾病而不明原因的出血。从中医考虑多为脾不统血、血热妄行、阴虚血动、气不摄血、瘀血阻滞等等，可以根据患者的具体的表现，进行辨证治疗。

【病案举例】

普某，男，53 岁，1993 年 3 月 20 日就诊。患者于 20 天前发现左手食指、中指、无名指甲面有朱红漆样物，以为是漆，遂用汽油洗净。次日早起见甲面仍有漆样物，细观之，方知足指甲外渗之血，因渗血甚少，又极缓慢，故未予重视。后每晚睡后即渗血，渐至午睡亦出，右手指甲也有少量渗出，求治于医，诸医皆未见此症，均言无碍，未予治疗，后经人介绍余诊治。详问病史，得知患者春节感冒后出现发热、口渴等症，服解热镇痛药无效。近 3 周感冒加重，伴四肢乏力、口干咽燥、夜间发热、晨起转凉。实验室检查：白细胞 3.1×10^9/L，红细胞 4.0×10^{12}/L，中性粒细胞 0.59. 淋巴细胞 0.41，血红蛋白 105g/L，血小板 20×10^9/L，望患者面色发红，双手指甲渗血，爪甲色泽枯槁，舌质红少苔，切其脉细数。此为感受温热之邪，深入厥阴，迫血妄行之候，自定名为"甲衄"。治当养阴透热、凉血止血，用青蒿鳖甲汤化裁。处方：青蒿、地骨皮各 15g，生地 12g，鳖甲 15g，丹皮 10g，紫草 15g，知母 6g，天花粉 10g，水煎服，4 剂，日 1 剂。3 月 24 日二诊：甲衄停止，诸症消失。上方加麦冬 10g，沙参 15g 以滋阴，后用补中益气汤善其后，随访至今未复发。[64]

按：本例甲衄，临床罕见，笔者用青蒿鳖甲汤加味治愈，现就其发病机制及治疗思路略作浅析。患者感受湿热之邪，传入厥阴，不能从少阳转出，则出现夜间发热，至清晨热退身凉现象，温热之那易耗伤津液，故感口干唇燥；舌红少苔、脉细数为那热伤阴之候。"肝主筋"，"爪为筋之余"，筋为肝之精气所生，爪甲的营养来源同筋，故肝与筋的状况即可从爪甲的变化反映出来。今患者爪甲色泽枯槁、质地不密而渗血，此为热邪伏于厥阴，日久灼伤营阴，筋脉失其濡养，爪甲质地疏松；阴分之伏热迫血妄行，血从爪甲外渗出，遂成甲衄。厥阴为阴之尽阳之始，故用青蒿鳖甲汤入厥阴而引邪从少阳而出。青蒿鳖甲入络搜邪，入肝经阴分，既能养阴又有祛邪作用。青蒿气味芳香，功能透络，配合鳖甲能使厥阴邪气从少阳转出。生地能清阴分邪热，丹皮可泻血中伏火，配知母之甘寒以清气分之热，使邪气得以清解，加入紫草、地骨皮、天花粉清热凉血。纵观全方，吴鞠通谓"此方有先入后出之妙，青蒿不能直入阴分，有鳖甲领之入也；鳖甲不能独出阳分，有青蒿领之出也。"故伏阴之邪得以透达，血热得清，诸症消除。

九、横贯性脊髓炎

脊髓炎是一种破坏脊髓功能的炎性疾病，可分为急性脊髓炎和亚急性脊髓炎。其病变常发生在胸段脊髓，如果病变仅侵犯几个节段脊髓的灰质和白质，称为横贯性脊髓炎。确切的病因还不十分清楚，可能是病毒感染或因病毒感染后机体的自体免疫反应所引起。外伤、受凉、过劳等可以是本病的诱发因素。

本病以肢体瘫痪、麻木，排尿障碍为主要表现，临证时首先应辨明虚实，一般初期多为实证，可见发热、咽痛等，继之出现肢体痿软无力，或肌肤麻木不仁，或小便不通。后期多为虚证，可见肢体痿废不用，肌肉萎缩，肌肤干燥，麻木，遗尿等症。属于中医学的痿证范畴，痿者萎也，枯萎之义。《素问·痿论》还作了专门论述。病因病机方面，主张"肺热叶焦"，筋脉失润；"湿热不攘"，筋脉弛缓。治疗方面，提出了"治痿者独取阳明"和"各补其荥而通其俞，调其虚实，和其逆顺"的针灸治痿原则。

【病案举例】

1. 卢某，男，3岁。1992年8月7日诊。"感冒"后发热不退，伴肌肉疼痛，瘫痪不能坐立，肌力1级，胸口以下感觉消失，膝、跟腱反射亢进，踝痉挛（＋），在某医院治疗半年未见效。近来体温39～40℃，每于下午或夜间为甚，无汗出，晨起热退，胃纳可，口渴，尿多色黄，消瘦，极度疲倦，舌红而干、苔少，脉细数无力。西医诊断：横贯性脊髓炎。中医诊断：暑温（暑邪内伏，气阴两虚）。治则：清暑透邪，益气养阴。方选青蒿鳖甲汤合王氏清暑益气汤加减。处方：青蒿（后下）6g，丹皮6g，鳖甲（先煎）20g，生地15g，天花粉12g，秦艽12g，竹叶12g，知母10g，白薇10g，鲜荷叶2张，甘草5g，西洋参10g另炖兑服。日1剂，水煎分2次服。上方连服2周，病情大有好转，体温已降至37.5℃，微汗出，但仍倦怠无力，尿多，已能坐10多分钟，舌红、苔薄白而干，脉略数。效不更法，上方去生地加地龙、老桑枝、僵蚕等再进2周。药后，发热已除，能坐半小时，精神转佳，继续调治善后。[27]

按：暑热之邪本身气容易耗气伤阴，暑多夹湿，病情缠绵难愈，病久身体更加虚弱，邪气病位由浅入深，而见到体温于下午和夜晚升高，疲倦、消瘦、舌红苔少、脉细数无力等阴虚有热的表现，邪气深伏于血分又兼见气阴耗伤的情况，故选用青蒿鳖甲汤合王孟英的清暑益气汤，一为清余热补益正气之损耗，一为透邪热滋阴血所以能够取得良好的疗效。

十、Wissler－Fanconi 综合征

中文名为"变应性亚败血症"，主要根据是长期间歇性高热，反复一过性皮疹和多发性关节痛等变态反应样症状。血象高、血沉块，类似败血症，但血培养阴性，抗生素治疗无效，但对激素有效。

【病案举例】

1. 张某，男，32岁，大学教师。2000年9月26日诊。反复发热40余天。简要病史：无明显诱因出现发热、微恶寒，左髋关节痛，午后为甚，诊为"急性咽炎""风湿性关节炎"，经抗感染治疗热退出院，但1周后再度发热，体温38.4℃，左髋关节痛，自服"利君沙"等无效，纳呆，口干、口苦，睡眠欠佳。实验室检查：血沉85mm/h，ASO（＋），白细胞10.4×10^9/L，中性粒细胞8.16×10^9/L（78.5%）。西医诊断：Wissler－Fanconi 综合征。中医诊断：伏暑（暑湿郁阻三焦）。方选蒿芩清胆汤治疗。第2周仍低热不退，夜热早凉，热退无汗，肌肉酸痛，舌红少苔，脉细数。证属邪伏阴分，治以养阴透邪。方用青蒿鳖甲汤加减。处方：青蒿（后下）10g，鳖甲（先煎）30g，荷叶30g，蝉蜕6g，秦艽10g，丹皮6g，知母10g，生地15g，威灵仙10g，甘草6g。常法煎服。治疗1周诸症已退，未再复发。[27]

按：患者在服用蒿芩清胆汤治疗后，表症状基本好转，但是出现低热不退，夜热早凉的情况，为邪气伏于阴分而可见的发热，所以选用吴

氏的青蒿鳖甲汤，果见疗效。提醒我们不论是什么样的疾病，如果在西医诊断明确的基础上，而治疗效果不明显时，我们均可以运用辨证论治的办法，有是症用是药，往往能够起到非常意想不到的结果。

十一、白塞病

白塞病为一种病因未明的慢性多系统损害的自身免疫性疾病，具有复发性口或生殖器溃疡及神经损害，以慢性复发性眼葡萄膜炎为特征，最后多导致失明。主要可以表现为复发性口腔溃疡、外阴溃疡、眼炎和全身其他系统的损伤。

此病属于中医"狐惑"。《金匮要略·百合狐惑阴阳毒病脉证并治》："状如伤寒，默默欲眠，目不得闭，卧起不安。蚀于喉为惑，蚀于阴为狐。不欲饮食，恶闻食臭，其面目乍赤、乍黑、乍白。蚀于上部则声嗄，甘草泻心汤主之；蚀于下部则咽干，苦参汤洗之。蚀于肛者，雄黄熏之"。"病者脉数，无热微烦，默默但欲卧，汗出，初得之三四日，目赤如鸠眼，七八日，目四眦黑。若能食者，脓已成也，赤小豆当归散主之"。由湿热邪毒内盛所致，治宜清热化湿，泻火解毒，兼用外治法。

【病案举例】

1. 张某，男，43 岁。2007 年 5 月 4 日诊。口腔和阴囊龟头反复溃疡 3 年。发作时伴低热和四肢大小关节对称性肿痛，左下肢肌肉疼痛，四肢末端皮下出现黄豆大无痛性硬结节，潮热盗汗，腰膝酸软，口甜腻，舌红苔黄腻，脉濡数。有饮酒史。体检：上唇内黏膜多个溃疡，阴茎龟头黏膜脱落呈不规则红斑，有触痛。四肢末端皮下有黄豆大小结节，质较硬，滑动性差，无触痛，左膝、踝关节肿胀，右肘、肩关节活动受限，双手指关节梭形变。实验室检查：血觉 98mm/h，白细胞 21.1×10^9/L，中性粒细胞 84%，淋巴细胞 16%。西医诊断：白塞综合征。中医诊断：狐惑病（阴虚湿热）。方选青蒿鳖甲汤加味。处方：青蒿（后下）10g，鳖甲（先煎）15g，水牛角（先煎）15g，生地 15g，丹皮 10g，秦艽 12g，海风藤 20g，玉米须 30g，旱莲草 30g，土茯苓 30g，女贞子 12g，甘草 6g。日 1 剂，常法煎服。服药 3 周后口腔黏膜及阴囊龟头溃疡逐渐缩小，关节肿痛和皮下结节减轻，5 周后症状基本消失，血沉恢复正常。随访 1 年未复发。[27]

按：狐惑病自古有之，在汉代张仲景的《伤寒杂病论》里，对于其病机、症状有着颇为详细的论述，并且主张用百合地黄汤进行治疗，可见我们治疗此类疾病的经验是比较丰富的。患者患此病，出现低热、潮热、盗汗的情况，阴虚的征象是存在的，但是同时患者还有关节疼痛、腰膝酸软、口甜腻、舌红苔黄腻等湿热为患的情况，故在选方用药时，以青蒿鳖甲汤加用清热除湿的秦艽12g，海风藤20g，玉米须30g，土茯苓30g，用药和病机相符合，故能够取得良效，使得反复发作不愈的疾病，也能够得到治愈，是非常不容易的。

十二、亚急性甲状腺炎

甲状腺炎是以炎症为主要表现的甲状腺病。按发病多少依次分为：桥本甲状腺炎、亚急性甲状腺炎、无痛性甲状腺炎感染性甲状腺炎及其他原因引起的甲状腺，最常见的是慢性淋巴细胞性及亚急性甲状腺炎。

中医认为本病是外感风热，疫毒之邪，内伤七情所致，由于风热、疫毒之邪侵入肺卫，至卫表不和而见恶寒、发热、出汗、咽干而痛、周身酸楚、怠倦乏力等，风热挟痰结毒，用之于颈前，则见瘿肿而痛，结聚日久易致气血阻滞不畅，导致痰瘀毒邪互结，气郁化火，肝火上炎，扰乱心神可见心悸、心烦，肝阳上亢，阳亢风动可见双手颤抖、急躁易怒等，肝失疏泄，冲任失调，故女子可见月经不调，经量稀少等。若反复不愈，病程日久者可出现阴盛阳衰之症，如怕冷、神疲懒动、懒言、虚浮等症。

【病案举例】

刘某某，女，26岁。2004年9月患者因发热、颈部疼痛就诊，经检查确为"亚急性甲状腺炎"，述2天来发热（38.9～39.6℃）、双侧颈部疼痛放射至耳、头痛、咽痛、口干、心悸、心烦易怒、大便干，查：舌红苔薄黄、脉细数，予以青蒿鳖甲汤加减治疗：药用青蒿30g，炙鳖甲15g（先煎），生地12g，知母12g，丹皮12g，地骨皮30g，夏枯草15g，白花蛇舌草30g，金银花30g，浙贝母12g，全蝎6g，黄芩9g，桔梗12g，板蓝根30g，生甘草6g。水煎服，日1剂，服药次日体温降至38℃，甲状腺部位疼痛减轻，3剂后体温正常，甲状腺部位疼痛完全消失，上方去桔梗、黄芩加玄参15g，续服7剂巩固之，随后辨证服用中药15剂，痊愈。[65]

按：青蒿鳖甲汤在此案中用于治疗急性的发热性疾病，突破其一般用于治疗慢性疾病的认识。系分析患者是少阳经脉感受邪气，见证是发热、颈部疼痛，青蒿鳖甲汤本身可以入少阳经脉，治疗少阳症偏于热重者，而患者同时见到头痛、咽痛、口干、心悸、心烦易怒、大便干，查：舌红苔薄黄、脉细数等阴虚有热的表现，故是阴虚有热的病机无疑，在原方中加用夏枯草、白花蛇舌草、黄芩、桔梗、板蓝根等加强清热解毒的作用，浙贝、全蝎清痰热祛风以驱邪。全方切中病机，用药精当，故能获良效。

十三、神经衰弱

神经衰弱是一种功能障碍性病症，临床症状表现繁多，但要诊断本病，应具备以下五个特点：（1）神经衰弱患者有显著的衰弱或持久的疲劳症状。经常感到精力不足，萎靡不振，不能用脑，记忆力减退，脑力迟钝，学习工作中注意力不能集中，工作效率显著减退，即使是充分休息也不能消除疲劳感。对全身进行检查，又无躯体疾病如肝炎等，也无脑器质性病变。（2）表现以下症状中的任何两项：①易兴奋又易疲劳。②情绪波动大，遇事容易激动，烦躁易怒，担心和紧张不安。③因情绪紧张引起紧张性头痛或肌肉疼痛。④睡眠障碍。表现为入睡困难，易惊醒，多梦。（3）上述情况对学习、工作和社会交往造成不良影响。（4）病程在 3 个月以上。（5）排除了其他神经症和精神病。此病可以归于中医"失眠"、"癔病"、"虚劳"等证进行治疗。

【病案举例】

蔡某，男，23 岁。于 2005 年 4 月就诊。蔡因考研而夜以继日的奔波、学习，考研后失眠、健忘，曾用镇静安神药睡眠好转，但因怕引起副作用而停用，致使失眠更严重，每夜仅能入睡 2～3 小时，并时有五心烦热，汗出。刻诊：精神憔悴，欲语又止，舌质红紫、舌面无苔、少津，脉象沉细带数。脉症合参，显系肾阴不足，虚火上越。治以滋阴补肾，潜阳安神。方取青蒿鳖甲汤合交泰丸加味。青蒿、生龙骨、生牡蛎各 15g，鳖甲 30g（先煎 30 分钟），干生地、知母、牡丹皮、川牛膝、生甘草各 10g，黄连 8g，肉桂 4g，水煎服。二诊：上方服用 5 剂，可入睡 5～6 小时，精神略有好转，舌面似有津液，加酸枣仁 30g。三诊：继服 7 剂，睡眠可保持在 6 小时，心情亦较稳定，表情有乐意。上方继服。四诊：继服 7 剂，睡眠可达 7 小时左右，但仍有夜汗出，上方加霜桑叶 30g。五诊：汗止病愈。为巩固疗效，予天王补心丹服之。[14]

按： 此例神经衰弱乃系劳心过度，耗伤肾阴所致。故取青蒿鳖甲汤滋肾养阴，清解内热，阴液足则热可伏；加用交泰丸，可使心火下降，肾水上腾，水火交济，神魂自宁；川牛膝与龙骨、牡蛎配伍，可使上浮之阳下潜于肾，加上酸枣仁的养心安神，全方以青蒿鳖甲汤滋阴清热为本，交泰丸等镇静安神为佐；阴液足则虚火可潜；水火济则神魂不浮。在应用交泰丸时，黄连与肉桂的用量一般是 2:1，苦寒大于辛温；反之，会使火旺而神浮。

参考文献

[1] 梁文学. 青篙鳖甲汤治疗阴虚感冒例小结. 国医论坛, 1991 (2): 25.

[2] 梁学书. 青蒿鳖甲汤治疗阴虚发热临床体会. 实用中医药杂志. 2005.

[3] 孙法泰, 朱文元. 疑难病案三则. 山东中医杂志. 2006, 25 (12): 849－850.

[4] 赵坚. 青蒿鳖甲汤临床应用举隅. 广西中医学院学报, 2001, 18 (1): 35－36.

[5] 李茹, 宫晓燕. 青蒿鳖甲汤治疗老年社区获得性肺炎30例疗效观察. 长春中医药大学学报, 2008, 24 (3): 297.

[6] 王永林. 加味青蒿鳖甲汤治疗支气管扩张咯血81例. 实用中医药杂志, 2000, 16 (12): 8.

[7] 张淑云. 青篙鳖甲汤治验二则. 北京中医, 1994, (6): 34.

[8] 李生地. 邪伏阴分发热治验举隅. 甘肃中医, 1995, 8 (2): 20.

[9] 丘健明. 青蒿鳖甲汤治疗肺结核午后发热60例. 实用中医内科杂志. 2000, 14 (3): 18.

[10] 阳碧发, 熊永祥. 中西医结合治疗结核性干性胸膜炎40例. 国医论坛, 2000, 15 (5): 44.

[11] 谢东霞, 廖俊旭. 青蒿鳖甲汤配合经方治肺心病急性发作64例. 国医论坛, 1997, 12 (1): 41.

[12] 徐高文. 亚急性感染性心内膜炎治验. 安徽中医临床杂志, 2000, 12 (5): 427.

[13] 赵建斌, 崔勤, 马援. 青蒿鳖甲汤临床应用偶得. 陕西中医, 1991, 12 (8): 364－365.

[14] 毛峥嵘. 青蒿鳖甲汤治验3则. 陕西中医, 2008, 29 (10): 1402－1403.

[15] 陆定波. 青蒿鳖甲汤治疗肝炎肝硬化持续低热34例. 湖北中医杂志. 207, 29 (5).

[16] 林贞慧. 青蒿鳖甲汤的临床运用. 福建中医药, 1998, 29 (4): 29.

[17] 王宏论, 吴月峨. 青蒿鳖甲汤与大黄蜇虫丸抗肝纤维化疗效比较. 中西医结合肝病杂志, 2001, 11 (6).

[18] 马国义. 青蒿鳖甲汤治疗慢性肾盂肾炎60例临床观察. 2006, 3 (11): 15－16.

[19] 黄礼明. 青蒿鳖甲汤在慢性肾功能衰竭中的运用. 四川中医, 2002, 20 (12): 74.

[20] 朱淑琴, 李玉英. 青蒿鳖甲汤治疗激素依赖性特发性血小板减少性紫癜. 浙江中医杂志. 1994, 29 (1): 10.

[21] 何莉, 孙汉英, 刘文励. 再生障碍性贫血和阵发性睡眠性血红蛋白尿发病机制联系. 中国血液流变学杂志, 2004, 14 (2): 277－279.

[22] 黄礼明，胡莉文，指导：丘和明．以青蒿鳖甲汤治疗血液病验案．新中医，2004，36（7）：7-8．

[23] 景庆．青蒿鳖甲汤验案6则．南京中医药大学学报，1997，13（4）：235-236．

[24] 钟嘉熙，黎壮伟．青蒿鳖甲汤治疗系统性红斑狼疮发热30例．吉林中医药，2004，24（10）：25．

[25] 钟嘉熙，刘亚敏，张剑勇．苓丹片治疗系统性红斑狼疮149例．新中医，1997，29（11）：27．

[26] 杨清芬．青蒿鳖甲汤治疗系统性红斑狼疮合并肺结核高热．基础医学杂志，2001，7（11）：80．

[27] 钟嘉熙，梁雪芬．青蒿鳖甲汤的临床应用．江苏中医药，2008，40（3）：10-11．

[28] 贾宁，刘维．成人传染性单核细胞增多症1例治验．河南中医，2007，27（8）：82-83．

[29] 潘文奎．交应性亚败血症的中医诊治．山东中医杂志，1989，（6）：6．

[30] 张镜人．交应性亚败血症的辨证论治探讨．上海中医药杂志1984，（3）：10．

[31] 谢富仪，院纪伟．中医对成人Still病的认识及治疗进展．1994，16（2）：68-70．

[32] 李晓东，栾祖鹏，马敏．青蒿鳖甲汤联合地塞米松治疗温抗体型AIHA引起的发热7例疗效观察．药物与临床，53．

[33] 吴俊华．银柴青蒿鳖甲汤治疗长期发热60例．实用中医药杂志．2006，22（3）：142．

[34] 朱玲，罗华玉．青蒿鳖甲汤治疗长期发热100例．2004，22（11）：33．

[35] 李高照．青蒿鳖甲汤加味治病毒感染后低热不退48例．江西中医学院学报，2000，12（3）：34．

[36] 霍凤梅，杨淑敏．青蒿鳖甲汤治疗低热体会．实用中医内科杂志，1994，8（2）：41．

[37] 章丽武．低热不退治验1例．1996，12（3）：31．

[38] 陈卫平．青蒿鳖甲汤治疗急性发热32例．湖南中医杂志，2002，18（6）：37．

[39] 李继勇，李牧．银翘散合青蒿鳖甲汤加减治疗发热35例．山东医药，2002，42（9）：69．

[40] 孟春歌．青蒿鳖甲汤治疗高热1例．现代中西医结合杂志，2006，15（7）：863．

[41] 杨春荣．青蒿鳖甲汤加味治疗顽固性高热举隅．四川中医，1998，16（1）：56．

[42] 陈卫平．青蒿鳖甲汤治疗急性发热32例．湖南中医杂志，18（6）：37．

[43] 王霞，王跃东．青蒿鳖甲汤加减治疗持续性发热例析．中医药学刊，2001，

19：610.

[44] 马勋令．加味黄芪建中汤治疗消化性溃疡60例．实用中医药杂志，2006，22
（3）：142.

[45] 吴俊华．银柴青蒿鳖甲汤治疗长期发热60例．实用中医药杂志，2006，22
（3）：142.

[46] 邢涛，李蔚青．加味青蒿鳖甲汤治疗重度虚热临床观察．河南医药信息，
2002，10（24）：12.

[47] 赵恩俭．中医证候诊断治疗学．天津：天津科学技术出版社，1887：275.

[48] 林汉平，卢灿辉．辨证治疗不明原因发热四则．光明中医，2006，21
（6）：68.

[49] 杨漫球，樊景博，金湘家．青蒿鳖甲汤加减治疗手术后阴虚发热32例．中医
药学报，1995，（6）：52.

[50] 姚献文．加减青蒿鳖甲汤治疗肾移植术后低热．新医学，1998，29
（2）：117.

[51] 黄昆，周泽昌，覃植荣．青蒿鳖甲汤合当归补血汤在股骨干骨折术后早期治
疗的临床观察．贵阳中医学院学报，2007，29（5）：27-28.

[52] 陈庆华．青蒿鳖甲汤治疗肛肠病术后发热．山东中医杂志，1999，18（1）：
17-18.

[53] 金能革．听神经瘤术后脑室腹腔引流排异反应治验．上海中医药杂志，2001，
35（9）：30.

[54] 高怀杰．温病治验4则．陕西中医，1999，20（6）：276-278.

[55] 熊一向，魏莉．青蒿鳖甲汤合氟康唑治恶性肿瘤肺部真菌感染33例．江西中
医药，2009，40（313）：39.

[56] 边荣华．青蒿鳖甲汤治疗癌症发热临床观察．天津中医，1997，14（5）：
210-211.

[57] 张业芝．癌热治验．河南中医，2003，23（7）：82.

[58] 张霆．青蒿鳖甲汤治疗肺癌癌性发热经验撷菁．实用中医内科杂志，2006，
20（6）：566.

[59] 藏凯，牛文君．青蒿鳖甲汤对肿瘤化疗后体弱患者的应用．医药论坛杂志，
2003，24（11）：11-13.

[60] 黄礼明，胡莉文，陈怡宏，丘和明．青蒿鳖甲汤对急性髓系白血病缓解期免
疫功能的影响．辽宁中医杂志2005，32，（3）：193-194.

[61] 刘福芝，叶继斌．白血病高热治验．河南中医，1999，19（6）：39-40.

[62] 游光晓，肖梅兰．青蒿鳖甲汤加味治疗顽固性盗汗．实用中医内科杂志，
1998，12（2）：17.

[63] 刘小英．青蒿鳖甲汤治疗盗汗体会．实用中医药杂志，2005，21（12）：759.

[64] 刘长庚，刘德隆．甲衄．山东中医杂志，1994，13（10）：462.

[65] 张娟．青蒿鳖甲汤治验举隅．实用中医内科杂志，2006，20（3）：272.

第二章

外 科

一、脊柱损伤

脊柱损伤多见于房屋倒塌、高处跌下、车祸等严重事故，可发生闭合性脊椎压缩性骨折、椎骨骨折和椎骨脱位、脊髓损伤等，伤情常常严重复杂，甚至发生不同部位的截瘫。如果损伤部位位于腰椎，就有可能下肢截瘫；如果位于颈椎，就有可能颈部以下截瘫，高位颈髓的损伤甚至可导致伤者立即死亡。感染性因素和非感染性因素包括植物神经功能紊乱、药物热、贫血及吸收热是脊柱损伤患者发热常见原因。

【临床运用】

1. 张氏[1]等以青蒿鳖甲汤加味治疗脊柱损伤后发热的 8 例病人，收到满意效果，现总结报告如下。完全瘫 7 例，不完全瘫 1 例。颈髓损伤（C5 以下）5 例，其中无骨折脱位者 2 例，T4～T11 损伤 2 例，T12 损伤 1 例。伴发有其他部位骨折者 3 例。热型呈弛张热 6 例。行手术治疗前出现体温升高 5 例。1 度褥疮 1 例，面积 4cm×6cm，2 度褥疮 1 例，面积 3.5cm×5cm。体温峰值 39.2～40.5℃。白细胞计数为 7.0～15.3×10^9/L，总蛋白计数为 51～68g/L。治疗方法：手术治疗，8 例均采用手术治疗。后路单侧椎板成形术（单开门）2 例，前路椎体部分切除术 3 例；Luque 氏棒钢丝内固定 1 例；自行设计椎弓根任意角钢板固定 2 例。预防感染：术前 1 天至术后 5～7 天应用抗生素以预防感染，并间断检测血常规、血生化，正常范围者停用。褥疮护理：采用定时翻身、按摩、热敷，气圈垫置骨突出处，2 度褥疮者使用军术膏外用，以祛腐生肌，促进疮面闭合。中药治疗：药用青蒿 15g（后下）、鳖甲 15g、银柴胡 10g、秦艽 10g、知母 10g、熟地 15g、黄芪 15g、茯苓 15g、白术 10g、白芍 10g、当归 15g、炙甘草 10g。每日 1 剂，水煎早晚分服。新病表现为面红、身热、舌红、苔黄、脉细数，以生地易熟地、酌减或去黄芪；久病现倦怠无力、少气懒言、舌红少苔、脉细弱，酌加人参；肿甚，患处显瘀斑者，酌加川芎、桃红等物；腹气不通或大便干燥者，加陈皮或配合番泻叶代茶饮。热退而无反复后，新病者停服此药，久病者酌祛清热之品以补益为主。治疗结果：8例服药后身热均退。服药时间4～7天，其中服1～2剂热退者5例。治后体温接近正常水平并且无反复者6例，偶有体温升高（38.5℃左右）者2例。[1]

按： 中医认为此热属阴虚发热，为阴津大伤，或伤阴之后复感外邪而致。盖夜属阴，夜来阴气当令，或与深之邪相争而热；昼属阳，晨起阳复，阴静而不与阳争则凉，故现往来寒热，夜热早凉。治疗当依养阴、透热之法遣方组药，亦不可忽视补益气血、脾胃，以达到阴阳平衡、脾胃健运、气血充盛。又因阴阳依存互根，相需相生，故当少佐补阴之品，达阴中求阳之妙。所拟方剂为青蒿鳖甲汤、八珍汤、当归补血汤化裁而来，使用时可单独服用，亦可结合抗生素等其他药物，根据患者的不同情况辨证施治，灵活加减续方，用治脊柱损伤后术前或术后出现的体温升高病例，屡收良效。[1]

二、结核性肛瘘

肛管直肠瘘主要侵犯肛管很少涉及直肠，故常称为肛瘘，是与会阴区皮肤相通的肉芽肿性管道内口多位于齿线附近，外口位于肛周、皮肤处整个瘘管壁由增厚的纤维组织组成，内复一层肉芽组织，经久不愈发病率仅次于痔，多见于男性青壮年，可能与男性的性激素靶器官之一的皮脂腺分泌旺盛有关。结核性肛瘘起病较缓慢，局部疼痛不剧烈，较长时间才有破溃瘘外口；流出的脓稀薄，色白；内口较大，边缘不整齐；外口较多，边缘常凹陷；瘘管分支较多，情况较一般肛瘘复杂。常伴有全身症状，如低热、消瘦、贫血、纳差、乏力、盗汗、咳血等。

【临床运用】

刘氏[2]等运用青蒿鳖甲汤治疗结核性肛瘘7例，男4例，女3例，年龄24～59岁，平均43岁。患者有肛周瘙痒、疼痛，反复破溃流脓症状，病程2个月～8年。分泌物量较少，1例有干酪样物流出。4例病人发热、乏力、盗汗、五心烦热。5例既往有结核病史。胸片示：6例肺内结核灶、钙化点或胸膜增厚。1例分泌物抗酸杆菌阳性，6例病理诊断结核性肉芽肿。其中低位肛瘘5例，高位2例。西医治疗：口服抗结核药物，局部1次切开或主灶切开支管引流术，选用两种以上抗结核药，异烟肼0.3g，利福平0.45g，乙胺丁醇0.75g晨起顿服，利福平宜饭前半小时空腹服。中医治疗：内服青蒿鳖甲汤。随症加减：分泌物较多者去知母，加木通10g，泽泻15g；疼痛者加元胡15g，川芎10g；腐肉不去者加生黄芪30g，当归10g；急性发作加栀子15g，黄连10g。外用：黄柏20g、马齿苋15g、夏枯草10g、侧柏叶15g、生地榆15g、百部 10g，厚朴 10g，秦皮 15g，以水煎坐浴。结果：本组病人经中西医结合治疗，伤口均完全愈合，愈合时间 28～53 天。均获随访，随访时间 6 个月～1 年，无复发。

参考文献

［1］张绍东，谭远超，徐卫国，王建华．青蒿鳖甲汤加味治疗脊髓损伤后发热 8 例报告．中医正骨，2000，12（3）：12.
［2］刘权，孟敏．中西医结合治疗结核性肛瘘 7 例报告．四川医学，2000，21（11）：1025.

第三章

妇　科

一、更年期综合征

更年期综合症是由雌激素水平下降而引起的一系列症状。更年期妇女，由于卵巢功能减退，垂体功能亢进，分泌过多的促性腺激素，引起植物神经功能紊乱，从而出现一系列程度不同的症状，如月经变化、面色潮红、心悸、失眠、乏力、抑郁、多虑、情绪不稳定，易激动，注意力难于集中等，称为"更年期综合征"。

中医理论认为妇女49岁前后，肾气由盛渐衰，天癸由少渐至衰竭，冲任二脉气血也随之而衰少，在此生理转折时期，受内外环境的影响，如素体阴阳有所偏胜偏衰，素性抑郁，宿有痼疾，或家庭、社会等环境改变，易导致肾阴阳失调而发病。"肾为先天之本"，又"五脏相移，穷必及肾"，故肾阴阳失调，每易波及其他脏腑，而其他脏腑病变，久则必然累及于肾，故本病之本在肾，常累及心、肝、脾等多脏、多经，致使本病证候复杂。常见的分型有肾阴虚和肾阳虚。

【病案举例】

1. 韩某，女，49岁。因五心烦热、失眠2年，加重1个月，于2000年2月18日入院。患者既往无结核、甲状腺机能亢进等慢性病史，经停1年。入院症见：失眠、五心烦热，自觉胸背灼热，手足心及头颈汗出，心中虚怯易惊，诸症以夜间为甚。体格检查：体温、心率、呼吸、血压均正常，心肺（－），肝脾（－），神经系统检查无阳性体征。实验室检查：胸片、胸部CT检查无异常发现；内分泌检查，血雌二醇36pmol/L，血卵泡刺激素55u/L。入院诊断：更年期综合征。经谷维素、维生素等药物治疗5周，症状无明显改善，请余诊治。以上症状仍在，口干苦不欲饮，尿黄，舌红、苔黄厚腻。细问病史，患者病前一直从事野外工作，常经风冒雨，时年已近七七，精血已亏，外邪乘虚而入，又治疗不及时，致外邪深入阴分血络而有今日之所苦。故遵吴鞠通青蒿鳖甲汤意以搜阴络之邪。处方：鳖甲15g（先煎），青蒿9g，丹皮9g，蝉衣9g，黄芩9g，桑叶9g，当归9g，丹参12g，知母12g，山药12g，扁豆12g，炙甘草5g。每日1剂，水煎2次分服。服本方5剂后，五心烦热、胸背灼热、心虚易惊等症有所改善。上方续进5剂，手足心汗出减少。前方加生龙骨、生牡蛎各15g，枣仁12g，继进4剂，诸症逐渐缓解，睡眠转佳。连续服用10余剂，临床症状明显改善而出院。[1]

2. 刘某某，女，54岁。2004年12月就诊。患者停经半年，近2个月来背部灼热，夜间尤甚，虽天冷，睡觉只穿单衣，不欲近衣被，如此仍觉烧灼难忍，甚至影响睡眠，心烦、盗汗、口干喜冷饮，查：舌红绛、苔薄黄、脉细。诊为更年期综合征，予以青蒿鳖甲汤加减治疗：药用青蒿30g，炙鳖甲15g（先煎），生地12g，知母12g，丹皮12g，地骨皮30g，浮小麦30g，淫羊藿12g，百合30g，水煎服，日1剂，服上方7剂后诸症均明显减轻，效不更方，续服20剂，诸症基本消失。[2]

按：患者年纪54，人过半百，气阴过半，本身体质上就是阴阳均走向虚弱，停经2个月，见到背部灼热、心烦、盗汗、口干喜冷饮，查：舌红绛、苔薄黄、脉细。此症状是阴虚又兼有血热的表现，热伏于阴血之分故而发热夜晚尤甚。方选用青蒿鳖甲汤正中病机，用浮小麦收敛汗液，淫羊藿补益肾之阳气，有阳中求阴之意，百合滋补肺肾之阴又可以安神助眠。可见青蒿鳖甲汤在用于更年期综合征阴虚有热的情况是一个有价值的思路。

3. 项某，女，51岁，患者近半年余，面部时有烘热，易汗出，胸中烦热如灼，性情急躁心悸失眠，偏头痛，口渴喜饮，苔薄、脉弦，此肝肾不足，郁热内扰，予青蒿鳖甲汤加减治疗：青蒿15g，鳖甲10g，知母10g，黄柏6g，浮小麦30g，丹皮10g，生地30g，地骨皮10g，夏枯草10g，服10剂后，上述诸症明显改善。[3]

二、子宫肌瘤

子宫肌瘤又称子宫平滑肌瘤，是女性生殖器最常见的一种良性肿瘤。多无症状，少数表现为阴道出血，腹部触及肿物以及压迫症状等。如发生扭转或其他情况时可引起疼痛。以多发性子宫肌瘤常见。本病确切病因不明，现代西医学采取性激素或手术治疗，尚无其他理想疗法。

中医学认为，子宫肌瘤因七情内伤、脏腑功能失调、气滞血瘀而成。西医学研究发现：肌瘤组织中的雌激素受体量较正常子宫肌组织多，肌瘤细胞与雌二醇的结合力较正常子宫平滑肌细胞高20%，而瘤组织的雌二醇含量较正常子宫肌组织高。因此认为，子宫肌瘤的发生与长期的雌激素含量过高导致内分泌失调有关。内分泌的失调在中医的理论中即是与肝脾肾和任督带冲脉的功能失调有关系。病理产物有痰瘀互结等。

【病案举例】

杨某，女，46岁。因子宫肌瘤于1996年4月24日在本院行全子宫切除术。术后第 1 天起出现发热，体温达 38.5℃。先后静脉滴注西力欣、口服红霉素治疗 8 天，发热仍不退。经检查伤口愈合好，无肺部、泌尿系感染。伴有五心烦热，口干不欲饮，夜间盗汗，大便偏干，舌质偏红，苔薄黄中有剥脱，脉细数。辨证为术后阴血不足，瘀热互结。治宜滋阴养血、化瘀清热。方用：生地、沙参、鳖甲各 15g（先煎），当归、丹皮、麦冬、赤芍、地骨皮、青蒿、知母各 10g。5 剂后发热消退，诸症消失。[4]

三、盆腔脓肿术后

脓液在腹腔内积聚，由肠袢、内脏、肠壁、网膜或肠系膜等粘连包围，与游离腹腔隔离，形成腹腔脓肿。腹腔脓肿可分为膈下脓肿、盆腔脓肿，肠间隙脓肿。一般均继发于急性腹膜炎或腹腔内手术，原发性感染少见。急性腹膜炎治疗过程中、阑尾穿孔或结直肠手术后，出现体温下降后又升高、典型的直肠或膀胱刺激症状，如里急后重、大便频而量少、有黏液便、尿频、排尿困难等，应考虑到本病的可能。

【病案举例】

闫某，女，54 岁，因发热腹痛 10 余天，以盆腔脓肿入院。于 1993 年 5 月 13 日行脓肿引流术术后第 7 日起每天晚 7 时后发高热，体温在 39℃以上，夜间 2 至 3 时后热渐退，热退无汗，应用抗菌素及激素治疗无效。于 1993 年 5 月 26 日晚 8 时邀余会诊。证见发热倦怠，肢酸，舌质红，苔少，脉沉数。证属湿热之余邪留伏阴分，治以养阴清热，透邪外出，利湿化浊，方以青蒿鳖甲汤加味。青蒿 15g，鳖甲 15g，知母 12g，茵陈 20g，丹皮 10g，太子参 15g，藿香 10g，生葛根 30g，豆衣 20g。1 剂后热势已减，3 剂后诸症悉除。[5]

参考文献

[1] 景庆．青蒿鳖甲汤验案 6 则．南京中医药大学学报，1997，13（4）：235-236.

[2] 张娟．青蒿鳖甲汤治验举隅．实用中医内科杂志，2006，20（3）：272.

[3] 黄礼明．青蒿鳖甲汤的临床运用．江苏中医，2001，22（3）：34.

[4] 张军，魏玲玲．妇科术后非感染性发热辨治四法．湖北中医杂志，1997，19（5）：28.

[5] 李生地．邪伏阴分发热治验举隅．甘肃中医，1995，8（2）：20.

第四章

儿　科

一、小儿肺炎

肺炎喘嗽是小儿时期常见的肺系疾病之一，以发热、咳嗽、痰壅、气急、鼻煽为主要症状，重者涕泪俱闭、面色苍白发绀。重症肺炎或素体虚弱之患儿，患病之后常迁延不愈，难以恢复，如体禀营虚卫弱者，可致长期不规则发热，或寒热往来，自汗；体禀阴液不足者，可形成发热以夜间为甚，手足心灼热，盗汗、夜寐不宁等症。

【病案举例】

1. 唐某某，女，9岁，1992年10月9日诊。小儿2个月前患两肺肺炎在某医院住院治疗15天，低热起伏不退，家长自动要求出院，在外多处求治，体温仍在37.2～37.8℃之间，乃来诊症见低热起伏，咳嗽痰黏，胸闷不适，咳引胸痛，面色㿠白，渴而少饮，汗出乏力，神疲不振，消瘦纳呆，大便不调，舌偏红少苔，脉细数无力。检查体温37.6℃，肺部少量啰音。X线两肺肺炎病灶。证属肺炎后期，阴虚肺热，气阴两虚。治宜养阴益气，清肺透热方用青蒿鳖甲汤加减：青蒿、桑叶、花粉、丹皮、郁金、瓜蒌皮、麦冬各10g，鱼腥草30g，太子参15g，鳖甲8g先煎，橘络、川贝母、五味子各15g，地骨皮6g。服5剂后，低热减退，汗出减少，胃纳稍开。前法有效，原方继进5剂，低热除，胸舒嗽愈，胃纳健。为巩固之，前方去花粉、地骨皮、川贝母、瓜蒌皮，加黄芪、淮山、白术、生麦芽各10g。调治数剂，胸透两肺清晰，精神充沛而告愈。[1]

按：小儿体质上是易虚易实，患者感受肺炎邪气已经2个月余，并且也见到了低热不退的情况，很明显的是由于正气已虚而邪气留恋所致，故选用吴氏的青蒿鳖甲汤，《温病条辨·中焦篇》，其原文是：脉左弦，暮热早凉，汗解渴饮，少阳疟偏于热重者，青蒿鳖甲汤主之。此处的青蒿鳖甲汤与下焦篇中的青蒿鳖甲汤小有不同之处。此方为下焦篇的青蒿鳖甲汤去掉入血分的生地，而加用了花粉和桑叶，侧重于清宣气分的热邪而生津止渴。肺位置在上焦，其邪热非清宣不能散，而机体又出现了气阴虚弱，邪气伏于阴分的症状，所以笔者有加用了加黄芪、淮山药、白术、生麦芽来养胃益气扶正，全方综合考虑，十分周全，故能够收到良好的治疗效果。

2. 王某，男，7 岁。1989 年 8 月 13 日诊。患儿 2 个月前因发热，咳嗽 3 天，喘促痰鸣加重 1 天在某医院检查确诊为：右肺肺炎，住院治疗半个月余仍低热不退，干咳无痰，自动出院后在当地医院诊治，体温仍波动在 37.1 ～ 37.6℃ 之间。症见潮热盗汗，暮热早凉，面色潮红，口唇干燥，干咳无痰，胸膺隐痛，声音嘶哑，精神萎靡，形瘦纳差，大便燥结，舌红光苔少津，脉细数。检查体温 37.4℃，右肺部呼吸音粗糙。胸透肺纹理粗，证属肺炎后期，余邪留恋，阴虚肺热。治宜养阴清肺，方用青蒿鳖甲汤加味：青蒿、知母、紫丹参、北沙参、桑叶、麦冬、丹皮、花粉、瓜蒌皮各 10g，鳖甲 8g 先煎，橘络 5g，鲜枇杷叶去毛 3 片，鱼腥草 30g。服 5 剂，低热退、咳嗽减，病愈。原方继进 5 剂，低热未起，咳嗽愈，神爽，惟面色㿠白不华，多汗。原方去知母、花粉、瓜蒌皮、桑叶、枇杷叶，减青蒿用量 5 克，加党参、白术、茯苓、黄芪各 10g，调治数剂而告愈。

按：小儿肺炎后期低热病机十分复杂，这是由小儿"稚阴稚阳"之体和"易虚易实"的生理、病理特点决定的。小儿一旦患病，则脏腑柔弱而正气易虚，正虚邪恋转化为虚证。故治疗也较困难肺炎喘咳后期，久咳久热，势必耗伤肺阴、肺气，病重体弱，正虚而余邪内伏，以致病情迁延不愈。治疗当按祛邪不伤正及养正而不碍邪的原则加减运用，方用青蒿鳖甲汤。方中青蒿退虚热鳖甲滋阴退热，并入阴络搜邪，二药合用，泌阴退热，兼透余邪丹皮凉血活血，散瘀清热；知母、花粉养阴清热；桑叶清肺止咳，兼清余邪。诸药合用，共奏养阴清热、兼退热之功。治疗肺炎低热甚为合拍，配合益气健脾药以培土生金收其全功，故见速效。[1]

二、小儿便秘

便秘是排便次数明显减少，每 2 ～ 3 天或更长时间一次，无规律，粪质干硬，常伴有排便困难感的病理现象。小儿脏腑柔弱，脾胃不足，所以由于饮食失节，作息失调等容易导致肠胃功能的紊乱而至便秘的发生，多见脾胃气血虚弱不能运化，也可见到脾胃阴虚火热不能濡养肠腑，津液不足不能滋润肠道等等情况。

【病案举例】

于某，女，5 岁 3 个月，2004 年 10 月 22 日就诊。主诉：反复大便秘结1年余，小儿无明显诱因而出现大便数日1行，干结难解，甚则肛裂出血，曾多方求医，服用中西药均未能奏效，便秘反复出现。来诊时症见：大便5日未解，使用开塞露后排出少许羊屎状大便，腹胀不适，烦躁易怒，寐欠安，口干口臭，五心烦热，纳尚可，舌红苔薄，脉数滑。证属阴虚内热之"小儿便秘"，治以滋阴清热行气为原则，方以青蒿鳖甲汤加味：青蒿10g，鳖甲10g（先煎），知母10g，牡丹皮6g，生地黄10g，牛膝10g，枳壳10g，川厚朴6g，玄参10g，甘草3g。每日1剂。二诊（10月23日）：服药1剂后，大便已解，但仍干结如羊屎状，继服3剂后，大便2日1行，呈条状，腹胀、五心烦热消失，烦躁易怒、口干口臭、夜寐欠安等症减轻。药已奏效，守上方继进4剂。三诊（10月27日）：患儿大便已能自解，大便成形，2日1行，伴随诸症已消失，纳可。嘱其坚持每日解大便1次，守上方加入云茯苓15g，每周服用2剂，以巩固疗效。四诊（11月27日）：服药1个月后自行停药，便秘之症未再出现，小儿纳食均可，精神爽利。[2]

按：病儿患便秘1年余，多方治疗均没有起效，值得思考的是，为何没有起效？一般的滋润通便的药物所不能解决问题，那么要不是辨证不准确，要不是就是药物的作用不到病位，所以在临床用药上要考虑到此点，根据患儿的情况症属阴虚有热无疑，选用青蒿鳖甲汤，鳖甲独走深阴，可以治疗病位比较深的阴虚证，而且为动物类的中药，其作用的力度要优于一般的植物药，所以此处笔者考虑到治疗的历史，大胆采用了青蒿鳖甲汤治疗小儿的便秘，家用行气活血的药物更加促使肠道的蠕动，大便的运行。而且效不更方，守方1个月患者痊愈。

三、小儿夜啼

婴儿白天能安静入睡，入夜则啼哭不安，时哭时止，或每夜定时啼哭，甚则通宵达旦，称为夜啼。多见于新生儿及6个月内的小婴儿。新生儿及婴儿常以啼哭表达要求或痛苦，饥饿、惊恐、尿布潮湿、衣被过冷或过热等均可引起啼哭。此时若喂以乳食、安抚亲昵、更换潮湿尿布、调整衣被厚薄后，啼哭可很快停止，不属病态。本病主要因脾寒、心热、惊恐所致。脾寒腹痛是导致夜啼的常见原因。常由孕母素体虚寒、恣食生冷，胎禀不足，脾寒内生。

【病案举例】

刘某，男，2岁4个月，2007年9月28日就诊。主诉：夜间啼哭1年余，反复发作，呈阵发性，哭闹时手足痉挛，持续10多分钟，可自行缓解，无呕吐，智力发育尚可，胃纳欠佳，大便干结。曾在外院进行脑电图、心电图、血清钙、磷等一系列检查，均未发现异常，小儿系足月顺产儿，无窒息抢救史。查体：神清，心肺无异常，四肢张力正常，肌张力无亢进，未引出病理性神经反射，舌红苔花剥，脉细数。诊断：小儿夜啼，证属阴虚内热。治以养阴透热、安神定志为原则，方以青蒿鳖甲汤加味：青蒿10g，鳖甲10g（先煎），知母10g，牡丹皮6g，生地黄10g，小环钗6g，灯心草4扎，夜交藤10g，远志3g，浮小麦10g，甘草3g。每日1剂。二诊（10月1日）：服药4剂后，患儿夜啼、烦躁减轻，大便正常，但胃纳仍欠佳，舌红，苔花剥，花剥处已有少许舌苔长出，脉细，效不更方，继守上方，再进4剂。三诊（10月5日）：患儿烦躁基本消失，夜啼偶作，胃纳增，舌红苔薄白，脉细，守上方去小环钗加入云茯苓10g、谷芽、麦芽各10g，以健脾开胃善其后。[2]

按：小儿夜啼多见于1岁以内的小儿，入夜啼哭不安，或每夜定时啼哭，甚则通宵达旦，全身一般情况良好，昼如常人。据此与青蒿鳖甲汤证"夜热早凉"之特点相吻合，究其病机当为邪热乘心，暗耗阴液，致阴虚内热，余邪未清而发夜啼，故以青蒿鳖甲汤加入灯心草、小环钗以加强清心火退虚热之力，夜交藤、远志、浮小麦以安神定志，诸药配合具有养阴透热，清心安神之功效。从现代药理研究的角度而言，青蒿鳖甲汤中的鳖甲富含维生素D，有镇静、催眠作用[3]，也为本方治疗小儿夜啼提供了理论依据。[2]

四、小儿口疮

口疮是指以口腔内黏膜、舌、唇、齿龈、上腭等处发生溃疡为特征的一种小儿常见的口腔疾患。口疮发生于口唇两侧者，又称燕口疮；满口糜烂，色红作痛者，又称口糜。本病相当于西医学口炎。小儿口疮，多由风热乘脾，心脾积热，虚火上炎所致。主要病变在脾与心，虚证常涉及于肾。因小儿"肾常虚"，若久患热病，或久泻不止，津液亏耗，肾阴不足，水不制火，虚火上浮，熏灼口舌，发生口疮。

【病案举例】

杜某，女，3岁2个月，2004年6月11日就诊。主诉：口腔溃烂、疼痛1周，小儿于1周前发热、咽痛，口腔黏膜溃疡，经服用清热解毒之中药，2日后热退，咽痛逐渐消失，然口腔溃疡反复不愈，复诊于本院。可下见口舌溃疡，疼痛难忍，流涎，烦躁不安，手足心热，纳差，大便干结，舌红少苔，脉细数，诊断为阴虚内热之"口疮"，治以滋阴降火为原则，方以青蒿鳖甲汤加味：青蒿10g，鳖甲10g（先煎），知母10g，牡丹皮6g，生地黄10g，牛膝10g，蒲公英10g，皂角刺10g，甘草3g。每日1剂。二诊（6月14日）：服药3剂后，患儿口舌无新生之溃疡，原溃疡处潮红，糜烂减轻，手足心热、烦躁不安消失，纳食稍增，大便已解。效不更方，守上方加入山楂10g，再服药3剂。三诊（6月17日）：患儿口舌溃疡已愈，伴随症状也已随之消失。[2]

按：《诸病源候论·口疮候》有"小儿口疮，由气血盛，兼将养过温，心有客热熏上焦，令口生疮也"的论述，指出心火上炎，可发为口疮。小儿生机活泼，生病容易化热，而一般在临床上我们常采取的是清心热，通利小便等方法进行治疗。可是如今一般的清热药物不能够使此例患者的口疮痊愈，而我们就应该换个思路，运用养阴透热的办法，笔者使用青蒿鳖甲汤是根据患者的临床表现而选择，并且用了牛膝以引火下行，蒲公英、皂角刺清热排脓，山楂、甘草酸甘化阴，既兼顾了患者阴虚邪恋的病机，也兼顾了口疮糜烂的表象，用药方能够药到病除。

五、小儿暑热

暑热症的发病原因不十分清楚。有人认为婴儿中枢神经系统发育不全，汗腺功能不足，出汗少，不易散热，在酷热天气体温调节失效而引起本病。暑为阳邪，易化热化火，伤人最速，且小儿患病，易虚易实，传变迅速。而且暑为热邪，容易耗伤气阴，导致气阴两伤而火热的病机。

【病案举例】

曾某，男，2岁6个月，2000年8月7日就诊。主诉：反复发热1月余。患儿于1个月多前因发热、咳嗽而在外院诊治，予以头孢拉定悬浮液及清热解表之中药治疗，患儿咳嗽消失，然发热未退，体温波动于37.5~38.5℃之间，每于夜间升高，日间渐降，进行血尿常规、抗"O"、血沉、血培养、肥达试验、肺炎支原体等多项检查，均未发现异常。诊断为"暑热证"，曾服用数剂益气养阴之中药均未奏效，故求治于本院。查其体温38.2℃，神倦，少汗、口干欲饮，烦躁不安，纳差，多尿，大便干结，舌红苔薄，脉细滑。诊其为"阴虚内热"之暑热证，治以养阴透热为原则，予以青蒿鳖甲汤加味：青蒿10g、鳖甲10g（先煎）、知母10g、牡丹皮10g、银柴胡10g、小环钗6g、生地黄10g、牛膝10g、夏枯草10g、甘草3g。每日1剂。二诊（8月10日）：服药3剂后，患儿体温最高不超38℃，汗出，烦躁减轻，大便已解。药见奏效，守前方继服3剂。三诊（8月13日）：小儿精神转佳，晨起已无热，惟午后低热，口干欲饮、烦躁不安、大便干结等症状消失，继用上方，去夏枯草、银柴胡、牛膝，加入云茯苓、谷芽、麦芽、白芍等以善其后，服药 10 剂后诸症消失而告愈。[2]

按：患者反复发热 1 个月，并且每于夜间升高，小儿的体质上发热最容易伤耗气阴。而此时正值暑热当令的时期，气阴更加虚弱。而通过常规的益气养阴的重要未能到达疗效，此处值得我们思考。再观患者的症状：神倦，少汗、口干欲饮，烦躁不安，纳差，多尿，大便干结，舌红苔薄，脉细滑。是以阴气虚弱为主要症状，并且邪热深伏于阴分，所以到了夜晚才发热而白昼减轻，一般的植物药所能到达的病位较浅，而鳖甲能够深入阴血之份，青蒿能够引深伏的邪气外出，两位药物十分关键，其他药物为助为佐，共同起到滋阴透热，养阴凉血的作用，后期笔者仍然兼顾到了患者的体质特点，运用了健脾养胃益气的药物善后，使脾胃安强，病告痊愈。

六、小儿无汗症

有些人很难出汗，这种现象叫做无汗症，皮肤表面的少许或完全无汗可由汗腺本身的异常或神经通路的某一水平的不正常造成，其病因主要有以下几个方面：①先天性汗腺发育不良或汗腺缺乏，可表现为全身性或限局性无汗。②某些皮肤病，例如严重的鱼鳞病、硬皮病、麻风病、放射性皮炎、皮肤萎缩等，可引起限局性无汗。③神经损伤，例如横贯性脊髓炎、小儿麻痹、截瘫，以及交感神经、延髓、桥脑的局部损伤，均可引起全身性或限局性无汗。④某些内脏疾患，如糖尿病、尿崩症、慢性肾炎、黏液性水肿、恶性肿瘤等，此外，维生素 A 缺乏等，也可引起全身性无汗。

中医理论认为正常人春夏阳气疏泄，气血趋向于表，故有汗出；秋冬阳气匿藏，气血趋向于里，故少汗或无汗，此乃自然之势。可以因为汗液无源，也可因为阳气虚弱无以蒸腾，倘或外邪入侵肌表，腠理开阖失司，则当汗出而汗不出者，是为病态。

【病案举例】

何某，男，10 岁，2000 年 7 月 28 日就诊。主诉：无汗、烦躁 10天。患儿 6 天前因患"急性扁桃体炎"而服用清热解毒中药及阿莫西林胶囊，服药次日起热退，治疗 4 天后发热、咽痛、咳嗽等症状消失。然病后患儿无汗，曾尝试进行剧烈的运动，也未使汗出；五心烦热，每于运动后加剧，疲乏，纳差，无发热，大便秘结。曾往外院诊治，服用多剂解表、升阳、发汗之中药，均未奏效，遂求治于本院。查其体温正常，神倦，皮肤干燥，触之如抚砂纸，遍身无汗，舌红苔薄，脉弦细。查血常规、抗"O"、血沉等均正常。诊其为"阴虚内热"之汗闭证，治以养阴透热为原则，予以青蒿鳖甲汤加味：青蒿 10g、鳖甲 10g（先煎）、知母 10g、牡丹皮 10g、银柴胡 10g、栀子 6g、生地黄 10g、牛膝 10g、夏枯草 10g、升麻 16g、甘草 3g。每日 1 剂。二诊（7 月 30 日）：服药 2 剂后，患儿微汗出，五心烦热减轻。效不更方，守前方继服 3 剂。三诊（8 月 2 日）：患儿汗解，诸症消失而愈。[2]

按：无汗一症，一是因为汗液无源，二是因为阳气虚弱无以蒸腾，三是由于外邪闭阻。患儿由于"急性扁桃体炎"而服用清热解毒中药及阿莫西林胶囊，要知道苦寒虽然能够直折热邪，可是也容易导致阴液损伤，邪气内闭。此例可以说是由于先误治后出现了变证。小儿本身脏腑柔弱，形气不足，过用苦寒伤及气阴，导致孔窍闭阻，邪气内伏而见无汗烦躁。非用滋阴透热的药物才能解，所以笔者选择了吴氏的青蒿鳖甲汤加减，其中有一味中药即是升麻，用的非常的妙，升麻是可以清热散表，升阳透邪的一味药物，并且患者便秘，升麻用在此处也有欲降先升之意，方剂的选用切合病机，药物的选用也十分的精当，而收到药到病除的效果，值得我们借鉴和学习。

七、小儿低热不退

低热是小儿时期许多疾病的常见表现，引起低热的原因很多，须积极寻找，方能正确诊治。一般以腋探温度 37.5 ~38℃ 称为低热，引起低热的原因有功能性的，也有器质性的，所以必须注意鉴别。

【病案举例】

许某，男，4 岁，1999 年 8 月 12 日初诊。反复低热 7 天，母亲代诉，患儿 10 天前因受凉后出现发热、咳嗽，当地医院给予消炎、退热等西药对症支持治疗，咳嗽症状缓解，但热退后复作，呈反复低热状态已持续 7 天。就诊时见：颜面潮红、唇红而干、舌红、少苔、脉细数；查体：体温 37.18℃，咽部轻度充血，扁桃体不大，双肺呼吸音粗，未闻干、湿性啰音。辅助检查，血常规：白细胞 5.17×10^9/L，嗜中性白细胞比例 67%，淋巴细胞 33%；尿常规正常。证属热病后期，阴津受损，虚热不退，治宜养阴退热。方用青蒿鳖甲汤加味，处方：青蒿 10g，鳖甲（先煎）10g，细生地 10g，知母 6g，丹皮 6g，柴胡 10g，鲜梨皮（自备）15g，地骨皮 10g，金银花 10g，连翘 10g，甘草 3g。每日 1 剂，连服 5 剂，热退体安，诸症好转，再予沙参麦冬汤 2 剂调理肺胃，热未再复发。[3]

按：患者由于感受寒邪而予消炎、退热等西药对症支持治疗后见到低热不退的情况。苦寒消炎的药物可以收到"立竿见影"的治疗效果，但是也直接损伤了人体的正气，正气不足则和邪气的抗争的反应不明显，机体看似病情好转，实则不然，全是由于正气无以抵抗邪气，而邪气趁机深入机体，伏后而发，故见到低热不退的情况。此为正虚邪恋无疑，而正虚主要表现为颜面潮红、唇红而干、舌红、少苔、脉细数的阴虚之证，固选用青蒿鳖甲汤正中病机，加用金银花、连翘、柴胡辅助青蒿透邪，鲜梨皮（自备）、地骨皮滋阴以助鳖甲。故全方能够收到好的治疗效果。

八、败血症

败血症是由致病菌侵入血液循环引起的。细菌侵入血液循环的途径一般有两条，一是通过皮肤或黏膜上的创口；二是通过疖子、脓肿、扁桃体炎、中耳炎等化脓性病灶。患有营养不良、贫血、糖尿病及肝硬变的病人因抵抗力减退，更容易得败血症。致病菌进入血液以后，迅速生长繁殖，并产生大量毒素，引起许多中毒症状。

儿童期败血症多见与小儿机体免疫功能有关，因为：①年龄愈小，机体免疫功能愈差，局部感染后局限能力愈弱，极易导致感染扩散；②由于小儿时期皮肤黏膜柔嫩、易受损伤，血液中单核吞噬细胞和白细胞的吞噬功能差，血清免疫球蛋白和补体水平亦低，为败血症的发生创造了条件；③营养不良、先天性免疫缺陷病、肾病综合征患儿应用糖皮质激素治疗时、白血病和肿瘤患儿用化疗或放疗时等均可因机体免疫功能低下而引发败血症。

【病案举例】

聂某，男，16 岁，来我院求治。患者平素体弱多病，6 岁时无明确原因发病，高热畏寒，夜热早凉，每天入夜发热，子夜达 40℃，天明汗出热退，为此曾去太原及北京儿童医院医治无效，10 年来每年发病几次，每次持续数月，只有每天服"地塞米松"2～4 片，可以使当天不烧，第二天又发热如故。患者面色苍白，极度消瘦，神疲乏力，发热时可见皮疹，时隐时现，腋下及左侧腹股沟淋巴结肿大，心率 110 次/次，心尖区可闻及收缩期三级杂音，双膝关节红肿疼痛，舌红绛少苔，脉细数。实验室检查。白细胞 3.0×10^9/L，嗜中性粒细胞 0.70，淋巴细胞 0.30，反复血培养未见异常。诊断"变态反应性亚败血症"。由于患者长期服用西药无效，其父坚决要求中药治疗，我们认为此证属阴虚发热，久病伤正，治宜滋阴清热，佐以扶正，方选青蒿鳖甲汤加味，处方如下：生鳖甲、玄参、党参各 30g，青蒿、生地、知母各 15g，丹皮、柴胡、银花各 10g，竹叶 6g。每日水煎 1 剂，分 2 次服。服药当天体温

37℃，3天后热退，因生鳖甲无药中断服药2天，又发热体温为39℃，因此连服20余剂停药，未见发热，又观察10日依然无热，其间患者食欲体力渐增，面色红润，痊愈出院。之后通信随访两年未复发。[5]

按：患儿从6岁起就出现了高热畏寒，夜热早凉的症状，绵延不治，用激素则热退，不用热又复燃，给患者的身心造成很大的损伤。从中医辨证论治的角度来说，患者发热，晚上加重，而且发热时有皮疹出现，此为邪气深伏血分的见证，而且患者消瘦、疲倦乏力、舌红、脉细数，可见患者的邪气久留伤及气阴，导致正气也已经虚弱，故此时在用药的时候，必须考虑到正虚邪恋的病机，而且药物要能够直达血分这个病所，选用青蒿鳖甲汤正中病机，加用柴胡、银花、竹叶帮助透热清利，丹皮、玄参能够走血分清血热散瘀血，党参扶助正气，使正气来复，邪有出路，故使得多年缠绵难愈的疾病最终能够得到缓解和治疗。

九、小儿佝偻病

小儿佝偻病是婴儿时期常见的一种慢性营养缺乏症，民间俗称为软骨病。它是由于身体里缺乏维生素D而引起全身性钙、磷代谢失常，继而导致骨骼的变化，多表现在2岁以下的婴幼儿。婴儿的佝偻病最初往往表现为精神、神经方面的症状，如烦躁不安，夜间容易惊醒和多汗，在吃奶和哭闹时出汗更多，有时连枕头也会被浸湿；接着会出现骨骼发育方面的病变。

中医理论认为，此病多与先后天虚弱有关系，一方面是脾胃虚弱不能摄入足够机体生长发育的的养分而导致骨骼和身体其他的器官发育不好；另外一方面也可以由于先天不足，导致肾精虚弱，不能濡养骨骼而导致骨骼发育和代谢的异常。

【病案举例】

1. 杜某，男，1岁半，2000年7月3日初诊，患儿因烦躁不安、消瘦、盗汗、食欲不振、口干、时有低热咳嗽，曾在几家医院儿科医师诊断为小儿佝偻病，曾注射维丁胶性钙、维生素B_{12}、口服维生素D浓缩剂、各种钙类等，治疗2个月余，效果欠佳，故请中医诊治。诊见面㿠神差、烦躁不安、形体消瘦、舌质红、苔薄黄、脉细数，证属阴虚火旺、灼津虚劳所致。方用青蒿鳖甲汤加味：方药青蒿6g、鳖甲6g打碎另包先煎半小时，生地6g、知母5g、丹皮5g、鸡内金6g、淮山药6g、太子参6g、神曲5g、浙贝母5g、生石膏10g先煎半小时，加甘草3g，5剂，每日1剂，服完5剂后，诸症明显减轻，复诊时去生石膏，经服半个月后诸症消失，食欲正常，体重增加。[5]

　　按：患儿出现的烦躁不安、消瘦、盗汗、食欲不振、口干、时有低热咳嗽的症状从西医的角度来看是小儿佝偻病，从中医的角度来考虑可以认为是疳积病的初期。根据其辨证用药，但是在治疗的过程中必须重视儿童的脾胃，脾胃为生化之源，后天之本，只有脾胃健康，才能够消化和吸收有益于身体成长的元素，所以对于这种元素缺乏的病症，我们不仅仅要从补益这些元素出发，还要从健壮脾胃出发，本例子就是运用了青蒿鳖甲汤加用健脾的药物，取得良好的效果，值得我们深入思考和借鉴运用。而青蒿鳖甲汤对于这种阴虚有内热的患儿，尤其的有用，这开拓了我们临床用方的思路。

　　2. 唐某，2 岁，2000 年 8 月 9 日初诊，患儿烦躁不安、消瘦、口干、纳呆 3 个月余，经某医院儿科医师诊断为小儿佝偻病，曾经注射维丁胶性钙、维生素 B_{12}、口服各类钙剂等，治疗 1 个月余，效果欠佳，故请中医诊治。诊见双目神差、形体消瘦、面色少华、烦躁不安、舌质红、苔薄黄、脉细数、证属阴虚火旺、气血虚弱所致。遂投青蒿鳖甲汤合当归补血汤加味：青蒿 6g、鳖甲 5g 打碎另包先煎半小时，生地 5g、知母 5g、丹皮 5g、黄芪 6g、当归 5g、鸡内金 5g、淮山药 6g、太子参 6g、神曲 5g、生石膏 8g 先煎半小时，加甘草 3g，经服 5 剂后诸症明显好转，经服 20 余剂，诸症消失，食欲正常，体重增加。[6]

　　按：虽然患儿可能都是阴虚导致的疳积见证，可是每一个人的情况相异，此例患者双目神差、形体消瘦、面色少华，有血虚的表现，固在治疗时加用了当归补血汤，可见青蒿鳖甲汤对于小儿阴虚所导致的佝偻病有明显的疗效，在运用于不同的患者时，根据具体的情况加减用药，方能收到良好效果。

参考文献

[1] 方正浩. 青蒿鳖甲汤治疗小儿肺炎后期低热. 四川中医，1993，(7)：45.

[2] 徐雯. 青蒿鳖甲汤治疗儿科疾病验案举隅. 上海中医药杂志，2008，42 (5)：46 – 48.

[3] 李广勋. 中药药理毒理与临床. 天津：天津科技翻译出版公司，1992：380 – 381.

[4] 赵坚. 青蒿鳖甲汤临床应用. 广西中医学院学报，2001，18 (1)：35 – 36.

[5] 赵建斌，崔勤，马援. 青蒿鳖甲汤临床应用偶得. 陕西中医，1991，12 (8)：364 – 365.

[6] 唐金来，钟天芳，黄作华. 青蒿鳖甲汤治疗小儿佝偻病 2 例. 现代医药卫生，2005，21 (10)：1281.

第五章

五 官 科

口腔溃疡

一般称之为上火，但是西医的观点是 95% 的口腔溃疡都是由于病毒引起来的。口腔溃疡一般多发于春秋季节交换的时候，一般免疫力低下的人由于季节的变化，而体内的环境不能及时调整，发生免疫低下，病毒此时就会乘虚而入，造成溃疡。

症见口腔之唇颊等处黏膜出现圆形或椭圆形淡黄色或灰白色之小点，单个或多个不等，周围红晕，表面凹陷，局部灼痛，反复发作，饮食吞咽有碍。口疮有虚火和实火之分。实火者，诸经之热，皆应于心，心火上炎，熏灼于口，则口舌生疮，治宜泻火清心。虚火者，肺肾阴亏，虚火上炎于口，也发口疮，治宜补肺滋阴降火。脾热生痰，痰火互结，上炎于口，亦生口疮，治宜清热祛痰。

【病案举例】

陆某，女，23 岁。口腔溃疡反复发作 1 年余，屡投西药维生素、抗生素、甘草锌等均不见效。刻诊：舌尖破碎，口腔黏膜有数个溃疡灼热疼痛，张口疼甚，妨碍进食，口渴口臭，小溲短赤，舌尖红，苔少，脉滑数，以心脾积热，热损阴液，青蒿鳖甲汤主之，生地 30g，知母 10g，鳖甲 10g，青蒿 10g，丹皮 10g，地骨皮 15g，竹叶 10g，石膏 30g，黄连 5g，连服 15 剂，口舌糜溃得愈。[1]

按：患者口腔溃疡，灼热疼痛，张口疼甚，妨碍进食，口渴口臭，小溲短赤为心脾积热，热灼伤阴液，导致患者舌尖破碎、苔少，故在病机上，属于心脾积热伤阴的情况，方用青蒿鳖甲汤合清胃散中的主药石膏和黄连，加用竹叶清心火通利小便而消溃疡。诸药合用，标本兼顾，符合病机，故能收效。

参考文献

[1] 景庆. 青蒿鳖甲汤验案 6 则. 南京中医药大学学报，1997，13（4）：235-236.

第六章

皮 肤 科

面部色素沉着

体内激素的变化可引起黑色素在皮肤中沉积，而导致皮肤色素沉着（例如艾迪生病，妊娠或口服避孕药）。皮肤色素沉着也可由于铁和银在皮肤组织中沉积所致，例如在血色素沉着症和银质沉着病。长期（数年）使用氢醌偶尔可引起褐黄病，日光照射也可促进皮肤色素沉着。本病在中医理论中常与肝肾亏虚、气血不足、气滞血瘀有关系。

【病案举例】

陈某，女，38 岁。面部色素沉着，两颧黝黑，口渴引饮，性情急躁易怒，大便数日 1 次，质干难解，苔薄黄，舌边红，脉弦。此津液亏损，内热消烁，用青蒿鳖甲汤加味治之。青蒿 20g，生地 30g，知母10g，桑白皮 10g，丹皮 10g，鳖甲 10g，竹叶 10g，地骨皮 15g，大青叶10g，绿梅花 6g。连续服药 2 个月获效，两颧色素退净，便解正常。[1]

按：患者面部色素沉着，性情急躁容易发怒，从体质上讲，患者属于阴不足而阳偏抗，性格上火着急更易导致阴虚，出现了大便干燥、舌边红都支持阴虚的病机，患者易怒、脉弦又有肝气不舒的见证，故加用绿梅花疏肝解郁。主方青蒿鳖甲汤滋润真阴，又有活血化瘀的作用。

参考文献

[1] 景庆．青蒿鳖甲汤验案 6 则．南京中医药大学学报，1997，13（4）：235－236.

第七章

传 染 科

一、血吸虫病

血吸虫病是一种人和动物都能受传染的寄生虫病。成虫寄生在人、牛、猪或其他哺乳动物的肠系膜静脉和门静脉的血液中，因此人和这类动物被称为成虫宿主或终宿主。患者的临床表现根据患者的感染度、免疫状态、营养状况、治疗是否及时等因素不同而异。当尾蚴侵入皮肤后，部分患者局部出现丘疹或荨麻疹，称尾蚴性皮炎。当雌虫开始大量产卵时，少数患者出现以发热为主的急性变态反应性症状，常在接触疫水后 1~2 个月内出现，除发热外，伴有腹痛、腹泻、肝脾肿大及嗜酸性粒细胞增多，粪便检查血吸虫卵或毛蚴孵化结果阳性，称急性血吸虫病。然后病情逐步转向慢性期，在流行区，90% 的血吸虫病人为慢性血吸虫病，此时，多数患者无明显症状和不适，也可能不定期处于亚临床状态，表现腹泻、粪中带有黏液及脓血、肝脾肿大、贫血和消瘦等。一般在感染后 5 年左右，部分重感染患者开始发生晚期病变。根据主要临床表现，晚期血吸虫病可分为巨脾、腹水及侏儒三型。一个病人可兼有两种或两种以上表现。在临床上常见是以肝脾肿大、腹水、门脉高压，以及因侧支循环形成所致的食管下端及胃底静脉曲张为主的综合征。晚期病人可并发上消化道出血，肝性昏迷等严重症状而致死。

【病案举例】

1. 杜某，男，32 岁，1987 年 8 月 21 日就诊。患者持续发热 18 天，每天傍晚发作，午夜增高，清晨热退后如常人，发热前先寒战，饮食及大便尚可，小便黄。疑为肺结核，予异烟肼作诊断性治疗半个月无效转延余治。余观其面黄体瘦，精神疲惫，切其胸腹，无异常发现，询其月前有血吸虫疫水接触史，遂作皮内试验和粪便沉孵，报告均为阳性，诊为急性血吸虫病。投以青蒿鳖甲汤：鲜青蒿 200g，鳖甲、生地各 15g，知母、丹皮 10g。患者服完 2 剂则热瘥。尔后继以吡喹酮根治病源而痊愈。[1]

按：此例病人采用中医治疗根本，改善症状，之后继续用西药巩固治疗，是中西医结合治疗的典范，并且也收到了良好的效果。患者发热有规律性，为傍晚发热，午夜增高，清晨热退，此种热型为典型的邪气伏藏于阴血之分而导致的发热，血吸虫最容易侵犯及肝脏，属于少阳经脉的范畴，青蒿能够入少阳经达邪外出，鳖甲能够滋阴液领青蒿走入阴分，两者配合治疗血吸虫病见到阴虚发热的情况是非常适合的。

2. 张某，男，41岁，1993年10月6日诊。夜间发热已有1个月。初始至夜必发热，体温在39℃左右。近10天每晚体温持续在37.8～38℃之间，翌晨无汗而热自退，今晨九时测体温36.4℃，始经西医多种检查未见异常，近经肝胆B超检查提示：血吸虫肝波。再经县血防站作大便孵化，找到血吸虫虫卵。因故暂不能去县血防站治疗，遂来就诊。刻下伴见右胁时有胀痛，饮食减少，形瘦，面色萎黄，口干苦不欲多饮，小便淡黄灼热短少，大便1～3日1次，质一般，舌红苔薄少津，脉细弱。属温热余邪深伏营阴，久则气阴两亏，兼有肝气不舒。治以滋阴清热，益气透邪，辅以柔肝疏肝。方用青蒿鳖甲饮加味：炙鳖甲15g，北沙参、郁金、生地各12g，知母8g，青蒿、丹皮、白芍、川楝子各10g，生甘草5g。4剂，水煎服，日服1剂。药后复诊述夜间发热未作，右胁痛缓，食纳渐思，精神稍好转。继予原方加生薏仁30g，大枣5枚。6剂再诊，夜热未再复发。嘱其去县血防站根治血吸虫病。[2]

按：清代名医吴鞠通著《温病条辨·下焦篇》云："夜热早凉，热退无汗，热自阴来者，青蒿鳖甲汤主之。"细思患者主要症脉与之相合，证属温热余邪深伏营阴，日久气阴已亏，兼有肝气不疏。故以青蒿青蒿汤滋阴透邪为主，加北沙参益气养阴生津，白芍、川楝子、郁金益阴柔肝疏肝，甘草调和诸药。既能滋阴益气透邪，又柔肝疏肝。一诊即效，说明药证相合，药已中的。二诊在原方加薏苡仁、大枣，一则巩固疗效，二则健脾益胃，以裕生化之源。[2]

二、疟疾

疟疾是疟原虫寄生于人体所引起的传染病，是经疟蚊叮咬或输入带疟原虫者的血液而感染。不同的疟原虫分别引起间日疟、三日疟、恶性疟及卵圆疟。本病主要表现为周期性规律发作，全身发冷、发热、多汗，长期多次发作后，可引起贫血和脾肿大。

中医理论认为疟疾由感受疟邪，邪正交争所致，是以寒战壮热，头痛，汗出，休作有时为特征的传染性疾病，多发于夏秋季。疟疾是一种严重危害人民健康的传染病，我国大部分地区均有流行，以南方各省发病较多。疟疾的概念自《内经》就很明确，即疟疾是指由感受疟邪引起的，以恶寒壮热，发有定时，多发于夏秋季为特征的一种传染性疾病。

【病案举例】

1. 柳某，男，22岁，于1989年7月10日初诊。患者2个月前因患疟疾在当地医院求治，以正规抗疟疾治疗后头痛、寒战等症状消失，但仍发热，以夜间为甚，疲乏、头昏，查血常规示血红蛋白85g，反复以补血、抗炎、抗疟疾等药物治疗无好转，乃到我处就医。细问其发热乃夜热早凉，热退无汗，脉细数，舌红少苔。此为青蒿鳖甲汤证，乃予青蒿鳖甲汤原方：青蒿、知母、丹皮各10g，鳖甲25g，生地15g。服2剂后发热即消，继进益气补血之剂而愈。[4]

按：此例病人是以疟疾起病，疟疾可以见到规则的发热寒战，本身可以归于温病的治疗范畴。而患者经过一系列的抗疟治疗以后很多症状已经缓解，惟独还有发热，夜间为甚，疲乏，头晕，舌质红，脉细数等情况，从表现的症状上可以分析邪伏阴分所导致的发热，所以想到了吴鞠通的青蒿鳖甲汤治疗。而在《温病条辨·中焦篇》，其原文是：脉左弦，暮热早凉，汗解渴饮，少阳疟偏于热重者，青蒿鳖甲汤主之。本身青蒿鳖甲就是治疗少阳疟疾偏于热重者，而此例病人热已经不重，而阴虚的症状更加明显，所以直接使用的是下焦篇中的有着比较好的滋阴清血热的青蒿鳖甲汤。

三、痢疾

痢疾，古称肠辟、滞下。为急性肠道传染病之一。临床以发热、腹痛、里急后重、大便脓血为主要症状。若感染疫毒，发病急剧，伴突然高热，神昏、惊厥者，为疫毒痢。痢疾初起，先见腹痛，继而下痢，日夜数次至数10次不等。多发于夏秋季节，由湿热之邪，内伤脾胃，致脾失健运，胃失消导，更挟积滞，酝酿肠道而成。

痢疾与西医学的痢疾病名相同，部分临床表现一致。包含了西医学中的细菌性痢疾、阿米巴痢疾，以及似痢非痢的疾病，如非特异性溃疡性结肠炎、局限性肠炎、结肠直肠恶性肿瘤等，均可参照本节辨证处理。

【病案举例】

赵某某，男性，68岁。自述半月前患痢疾，经治疗后下痢已止，惟有低烧起伏不退已1周。经用抗生素无效，腋下体温在37.5～38℃，自觉疲乏无力，渴而少饮，暮热早凉，且大便干燥，尿少色黄。查体：体温为37.8℃，面色潮红，舌质红而干、少苔，脉象细数。便常规化验正常，血常规正常。证属：阴虚内热，治则为养阴透热。予以青蒿鳖甲汤加味。药味：青蒿 10g，鳖甲 20g（先煎）、生地 18g、地骨皮 15g，知母 10g，丹皮 12g，银柴胡 12g。服药 3 剂后热势减退，效不更方，再进 2 剂。体温正常，诸症消除而告愈。[5]

四、伤寒

伤寒杆菌造成之伤寒病，常称"伤寒热"，其症状包括高烧，可达 39～40℃；其他症状有腹痛、严重腹泻、头痛、身体出现玫瑰色斑等。肠道出血或穿孔是其最严重的并发症。其传染途径为粪口途径，传染力很高。

【病案举例】

李某，女，35 岁。因高热 10 日于 1999 年 7 月 4 日入院。患者症见身热不扬，汗出以上半身尤甚，表情淡漠，身倦乏力，恶心纳呆，舌质红、苔黄腻，脉濡数。体格检查：体温 39.6℃，心率 88 次/分，呼吸 25 次/分，血压 105/75mmHg。表情淡漠、心肺（－），腹平软，左肋下触及脾脏，肠鸣音稍微亢进。实验室检查：肥达试验"O"1∶160，"H"1∶320，血常规：白细胞 4.3×10^9/L、血红蛋白 121.5g/L、红细胞 415×10^{12}/L、嗜中性粒细胞 0.160、淋巴细胞 0.129、单核细胞 0.005、嗜伊红细胞计数为 0；血培养：伤寒杆菌生长。红细胞沉降率 40mm/h。诊断：伤寒。以氨苄青霉素、氧氟沙星等抗感染治疗 4 周高热减退，精神转佳，血培养无细菌生长，嗜伊红细胞 56×10^6/L，红细胞沉降率 16mm/h。仍低热汗出，夜间尤甚，纳谷欠香。邀余诊治，查舌淡红、苔微黄腻，脉濡软。此乃余邪深入阴分之证，治当搜剔阴分之邪，仿青蒿鳖甲汤意。处方：鳖甲 12g（先煎），青蒿 9g，荷叶 9g，桑叶 9g，佩兰叶 9g，芦根 9g，丹皮 9g，炙甘草 5g。日 1 剂，水煎分 2 次服。连续服用 10 剂，诸症消失而出院。青蒿鳖甲汤在临床上有诸多妙用，只要认证准确，辨证得当，可收到较好的治疗效果。使用本方，其关键在于青蒿与鳖甲的配伍，二药相配可入阴分，搜邪外出。运用中要注意根据病邪性质的不同而适当加减，同时还可以参用活血化瘀之法，促进经脉血液运行，以助祛邪之功。[6]

按：伤寒如治疗不规范或治疗不彻底，常会留下低热、入夜尤甚，夜间汗出等表现，此时用中医方法进行调治，能收到比较好的效果。中医认为此乃外邪侵袭后，治疗不彻底，祛邪不净，邪气深入阴分血络而致。人体卫气昼行于阳而夜行于阴，邪入留阴分，入夜后卫气入于阳分与之相争，故见低热，夜间尤甚，汗出；白昼卫气出于阳分，不与邪争，故热减身凉。可遵吴鞠通青蒿鳖甲汤意入阴分搜邪之法，以逐邪外出。[6]

参考文献

[1] 叶世龙. 浅议青蒿鳖甲汤治疗急性血吸虫病发热. 中国中医急症，1994，3 (4)：170.

[2] 汤大完. 血吸虫病夜间发热一月治验. 四川中医，1995，(2)：34.

[4] 吴军. 疑难杂病治验六则. 实用中医药杂志，2005，21 (3)：170－171.

[5] 张淑云. 青蒿鳖甲汤治验二则. 北京中医，1994，(6)：34.

[6] 黄礼明. 青蒿鳖甲汤的临床运用. 江苏中医，2001，22 (3)：34.

第八章
各家医案

一、伍炳彩医案

罗某，男，8岁。1988年11月14日初诊。患者因结核性胸膜炎住吉安市人民医院，经用抗痨、激素、抽胸水等治疗，胸闷、气喘等症状大减，惟下午低热不退，每天下午体温在37.5～38℃之间。除用西药外，加用中药青蒿鳖甲汤等方剂治疗1个月余，发热仍不退，故停药来南昌求诊。见症如上，晚上汗出热退，发热前无明显怕冷，热退时汗出能至脚，热高时脚亦不冷，舌苔薄白，脉弦稍数。寻思良久，此乃阴虚发热，何以用滋阴清热的青蒿鳖甲汤加减而热不退？因想到病人胸片示尚有少量胸腔积液，乃用青蒿鳖甲汤加千金苇茎汤。服药5剂来诊，热退，嘱原方再服。[1]

按： 患者辨证上"晚上汗出热退，高时脚亦不冷，舌苔薄白，脉弦稍数"此均为阴虚有热的发热，为何投以青蒿鳖甲汤而无效呢？仔细思考，患者是结核性胸膜炎，而且发热前怕冷，舌上并不是少苔，而是有苔而苔色薄白，可见患者还有饮邪停留体内。青蒿鳖甲汤虽然能够入阴清热滋阴，但是却不能化掉停留在体内的水饮，所以伍老师在青蒿鳖甲汤的基础上家用了《千金》苇茎汤而获得效果。可见，我们不仅仅要善于看到疾病所表现出的一般情况，也要善于在疾病的不同阶段细读各个细微的症状表现，力求全面的把握病机，才能够药到病除。

二、叶熙春医案

石左，15岁，住北河下，7月11日就诊。先天不足，肺病渐成，易肇咳嗽，不时虚热，形体日削，不宜拖延。银（柴）胡1钱5分、制熟首乌2钱、蛤壳5钱、陈青蒿2钱、白薇2钱5、冬瓜仁、鳖甲5钱、桔红2钱、桔络2钱、茯苓、地骨皮3钱、生芪2钱。[2]

按： 此案病人乃一青年男孩，医案说"先天不足、肺病渐成"，初步印象视为一肺痨病人，咳嗽、虚热、瘦削。故采用了《温病条辨》青蒿鳖甲汤之半（原书本方于卷2、卷3共2则方，药味不同。卷2方由青蒿2钱、鳖甲5钱、生地4钱、知母2钱、牡丹皮3钱组成。功能养阴退热。）配以银柴胡、地骨皮、白薇，增强退热功效。所说"易肇咳嗽""形体日削""不宜拖延"者，按"肺痨""劳嗽""劳瘵"一类病，古人认为："病程缓慢，传变不一，积年染疾，甚至灭门。"在解放前肺痨是一种严重的慢性传染病，为人民之大患。《杂病源流犀烛》说"五脏之气有一损伤，积久成劳，甚而成瘵……瘵者，败也，羸瘦凋蔽也"。到了瘵的阶段，就难治了。目前以咳嗽咯血，潮热盗汗，肌体消瘦，治以滋阴降火、止咳清金。用黄芪、何首乌、茯苓之滋阴补气、健脾。蛤壳、橘红之治热痰喘嗽。用橘络者，可能病人尚有胸痛之症状。冬瓜仁（子）为甘寒之品，能清热、化痰、利湿、排脓。故千金苇茎汤用之（苇茎、薏苡仁、冬瓜仁、桃仁）。叶老医生见此青年病人之体形、体质、病状，确定"肺病渐成"，认为要抓紧治疗，不要使之瘵成痉，故说"不宜拖延"也。[2]

叶老师运用青蒿鳖甲汤治疗肺病，见到患者先天不足、形体消瘦为正气虚弱的表现，所以用制熟首乌、蛤壳补益先天，肺金为肾水之母，滋肾精气可以补益肺弱，用在此处很有意思。而在青蒿鳖甲的基础上用冬瓜仁、橘红、橘络，地骨皮引入肺部，既可以去痰又能够理肺络，一举多得，茯苓、生芪用在此处可以起到培补脾气，培土生金的作用，全方有攻有补，面面俱到，此为大家手笔，兼顾周全。

三、何宇林医案

青蒿鳖甲汤治疗多发性肌炎发热。刘某，女，52岁，职工。1991年10月16日初诊。发热不退3个月。患多发性肌炎10年，平时服用甲氨喋呤10mg，每周1次。近3个月来无明显诱因发热，午后及夜间明显，体温在37.8～38.3℃，热退无汗，伴关节肌肉酸痛，乏力。曾服西药非甾体抗炎药及激素治疗，服药暂时好转，停药又有发热。就诊时患者发热（体温38.3℃），五心烦热，偏瘦，关节肌肉酸痛，乏力，口干咽燥，饮水不多，舌质红，苔薄黄，脉细数。何老认为，此为阴虚发热。治宜滋阴清热。方用青蒿鳖甲汤加减。药物组成：青蒿、生地黄、玄参、地骨皮各15g，鳖甲（先煎）30g，知母、牡丹皮、秦艽、麦冬、羌活、独活、白薇各10g，甘草5g。5剂，水煎服，日1剂。复诊：症状明显好转，发热减轻，关节肌肉酸痛乏力症状改善。上方加鸡血藤15g，又服7剂，随访3个月余未作。[3]

按：多发性肌炎属疑难病症，发热症状常见，西医常用激素及非甾体抗炎药物治疗，但长期服用副作用较大。仔观患者情况，发热时一个慢性的长期的过程，而患者又同时见到五心烦热，偏瘦，乏力，口干咽燥，饮水不多，舌质红，苔薄黄，脉细数。此为阴虚而有热的症状表现，故选用青蒿鳖甲汤，一方面可以养阴，另外一方面可以透热，患者主要是多发性肌炎，伴关节肌肉酸痛，乏力，此为风寒湿之邪气侵犯所致，风寒湿长期停留体内则容易化成郁热导致阴液的损伤，故加用秦艽、羌活、独活祛风散寒，除湿止痛，牡丹皮、麦冬、白薇、地骨皮、玄参既能够辅助鳖甲滋阴清血热，又能防止祛风散寒的药物辛燥而损伤已经不足的阴液。诸药配合，达到治病求本，标本兼顾的作用，故能够效果明显。

四、雍履平医案

高某，女，30 岁，护士，1995 年 4 月 23 日诊。1 个月前，恶寒发热，体温达 39~40℃，经中西医治疗，热势虽减，但低热久久不退，上下午体温波动在 37.5~38.0 之间，西医诊断为病毒性心肌炎，中医按气虚发热诊治，仿效甘温除热法，投补中益气汤加桂附，先后加减，连服近 30 剂未见效果，乃邀雍氏诊治。症见神萎，面色少华，语声低微，不出汗，口不渴，脉细数，舌苔少，舌红绛有裂纹，体温 37.9℃，心率 93 次/分。辨证为春温余邪深伏阴营，稽留不解。乃拟养阴凉血清热，药用：地骨皮 60g，生地、知母、丹皮、青蒿、银柴胡、柏子仁、白薇、炙甘草各 10g，鳖甲 30g（先煎），橘络 5g。药服 3 剂，自感身轻神爽。体温降至 36.9℃，心率 86 次/分，余症亦失。继投前方 3 剂，药后症无反复，体温正常告愈。[4]

按：患者虽然是心肌炎，但其整个心的症状不明显，而是以发热为主要表现，同时症见神萎，面色少华，语声低微，不出汗，口不渴，脉细数，舌苔少，舌红绛有裂纹，此处看似乎有气虚、阴虚、肝郁的病机存在，可是患者经过补益气机 1 个月都不见效果，可以认为其不是以气虚为主要病机，而应该从患者的舌、脉来确定患者为阴虚所致，而仔细想来，身体有余邪长期蛰伏也可以损伤人体的正气而见到一些看似气虚的表现，此时邪不去则正不安，故选用补益气机不如清除余邪，故方用青蒿鳖甲汤，一为滋阴，二为透邪，炙甘草补益心之阴阳，扶助正气，银柴胡、白薇帮助清透虚热而轻轻不伤阴气。橘络入于肺经，而肺朝百脉，用在病毒性心肌炎的患者身上，可以说是非常精妙的。全方君臣佐使，各归其位，用药精当，全面。

参考文献

[1] 伍建光. 伍炳彩治疗饮证验案四则. 江西中医药，2005，12（36）：5.

[2] 何任. 析述叶熙春医案三则. 浙江中医学院学报，2005，29（6）：11-12.

[3] 陈忠伟. 何宇林运用经方治疗发热验案举隅. 河北中医，2007，29（5）：393.

[4] 何摈，谢传虹. 雍履平用药经验樵记. 安徽中医临床杂志，1999，11（4）：266-267.

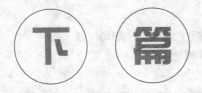

下 篇

实验研究

第一章
青蒿鳖甲汤制剂研究

[来源]《温病条辨》

[组成] 青蒿二钱　鳖甲五钱　细生地四钱　知母二钱　丹皮三钱

[用法] 水五杯,煮取二杯,日再服。

[功用] 养阴透热。

[主治] 温病后期,邪伏阴分证。症见夜热早凉,热退无汗,形体消瘦,舌红少苔,脉细数。现代可以用于治疗感冒、肺炎、肺结核、结核性胸膜炎、支气管扩张等呼吸系统疾病;亚急性心内膜炎、病毒性心肌炎、高血压等循环系统疾病;胃炎、肝炎、肝纤维化等消化系统疾病;肾炎、肾衰竭等泌尿系统疾病以及血液系统、免疫系统,皮肤科、妇科、儿科、五官科的多种疾病。根据具体的情况,进行辨证论治,此方运用也十分的广泛。

[现代制剂] 丸剂;丸剂。

[制剂工艺]

1. 片剂　青蒿80g,鳖甲胶13.4g,地黄160g,知母80g,牡丹皮120g,以上5味,牡丹皮粉碎成细粉,取用适量,余作粗头留用;青蒿蒸馏提取挥发油;药渣、粗头与知母、地黄加水煎煮3次,合并煎液,滤过,滤液浓缩成清膏。加入鳖甲胶使溶化,浓缩成稠膏,与上述细粉混匀,干燥,研细,制成颗粒,干燥,加入上述挥发油,混匀,压制成片。本品为棕黑色的片;气微,味淡。规格0.45g/片,口服。每次4～6片,日3次。

2. 丸剂　鳖甲60g,青蒿穗60g,知母45g,生地黄120g,牡丹皮30g。上药研末,炼蜜为丸。早、晚空腹用开水吞服6～9g。

第二章

青蒿鳖甲汤药理研究

第一节　青蒿鳖甲汤各组成药物的药理研究

一、青蒿

（一）概述

本品为菊科植物黄花蒿的全草。青蒿苦，辛，寒。归肝；胆经。功效清热解暑，除蒸，截疟。主要成分含青蒿素，青蒿素Ⅰ，青蒿素Ⅱ，青蒿素Ⅲ即氢化青蒿素，去氧青蒿素，青蒿素Ⅳ，青蒿素Ⅴ，青蒿素Ⅵ，青蒿素B的异构体青蒿素C，青蒿互G，去氧异青蒿素B，去氧异青蒿素C，青蒿蒿烯，青蒿酸，去氢青蒿酸，环氧青蒿酸，11R-左旋二氢青蒿酸，青蒿酸甲酯，青蒿醇，去甲黄花蒿酸，二氢去氧异青蒿素B，黄花蒿内酯，无羁萜及3-无羁萜醇等；黄酮类；槲皮万寿菊素-6，7，3，4-四甲醚，猫眼草酚，蒿黄素，3-甲氧基猫眼草酚即猫草黄素，3，5，3-三羟基-6，7，4-三甲氧基黄酮，5-羟基-3，6，7，4-四甲氧基黄酮，紫花牡荆素，中国蓟醇，5，3-二羟基-6，7，4-三甲氧基黄酮，5，7，3，4-四羟基-二甲氧基黄酮，去甲中国蓟醇，树柳黄素，鼠李素，槲皮素-3-甲醚，滨蓟黄素，鼠李柠檬素，金圣草素，5，2，4-三羟基-6，7，5-三甲氧基黄酮，5，7，8，3-四羟基-3，4-二甲氧基黄酮，槲皮万寿菊素-3，4-二甲醚，山奈酚，槲皮素，木犀草素，万寿菊素，槲皮素芸香糖甙，木犀草素-7-O-糖苷，山奈酚-3-O-糖苷，槲皮素-3-O糖苷，万寿菊素-3-O-糖苷及6-甲氧基山奈酚-3-O-糖苷等；香豆精类；东莨菪素，香豆粗，6，8-二甲氧基-7-羟基香豆粗，5，6-二甲氧基-7-羟基香豆精及蒿属香豆精等；挥发油：其成分有左旋-樟脑，β-丁香烯，异蒿属酮，β-蒎烯，乙酸乙脑酯，1，8-桉叶素，香苇醇，β-金合欢烯，（王古）（王巴）类，γ-衣兰油烯，三环烯，α-蒎烯，小茴香酮，蒿属酮，芳樟醇，异龙脑，α-松油醇，龙脑，樟烯，月桂烯，柠檬烯，

γ - 松油醇，异戊酸龙脑酯，γ - 毕澄茄烯，ξ - 毕澄茄烯，α - 榄香烯，β - 榄香烯，γ - 榄香烯，水杨酸，β - 松油烯，α - 侧柏烯，4 - 莰烯，4 - 乙酸松油醇酯及乙酸芳樟醇酯等；其他：棕榈酸，豆甾醇，β - 谷甾醇，石南藤酰胺乙酸酯 5 - 十九烷基间苯二酚 - 3 - O - 甲醚酯，二十九醇，2 - 甲基三十烷 -8 - 酮 -23 - 醇，三十烷酸三十一醇酯，2，29 - 二甲基三十烷，黄花蒿双五氧化物，本都山蒿环氧化物及相对分子质量分别为 150000、100000 的 β - 糖苷酶 I、II 等。

（二）药理作用

1. 抗疟　青蒿乙醚提取中性部分和其稀醇浸膏对鼠疟、猴疟和人疟均呈显著抗疟作用。体内试验表明，青蒿素对疟原虫红细胞内期有杀灭作用，而对红细胞外期和红细胞前期无效。青蒿素具有快速抑制原虫成熟的作用。蒿甲醚乳剂的抗疟效果优于还原青蒿素琥珀酸钠水剂，是治疗凶险型疟疾的理想剂型。青蒿琥酯 2.5、5、10、15mg/kg，2 次/天，连续 3 天，皮肤外搽，治疗猴疟均有不同程度疗效。5、10mg/kg，2 次/天，连续 10 天，皮肤外搽即可使猴疟转阴。加入适量促透氮酮，可提高抗疟作用。脱羰青蒿素和碳杂脱羰青蒿素对小鼠体内的伯氏疟原虫 K173 株的半数有效量和 90% 有效量分别为 12.6mg/kg 和 25.8mg/kg。体外试验表明，青蒿素可明显抑制恶性疟原虫无性体的生长，有直接杀伤作用。青蒿素、蒿甲醚和氯喹对恶性疟原虫的 IC50 分别为 75.2nmol/L，29.4nmol/L 和 43.2nmol/L。青蒿素酯钠对恶性疟原虫 6 个分离株（包括抗氯喹株）有抑制作用。

2. 抗菌　青蒿水煎液对表皮葡萄球菌、卡他球菌、炭疽杆菌、白喉杆菌有较强的抑菌作用，对金黄色葡萄球菌、绿脓杆菌、痢疾杆菌、结核杆菌等也有一定的抑制作用。青蒿挥发油在 0.25% 浓度时，对所有皮肤癣菌有抑菌作用，在 1% 浓度时，对所有皮肤癣菌有杀菌作用。青蒿素有抗流感病毒的作用。青蒿酯钠对金葡萄、福氏痢疾杆菌、大肠杆菌、卡他球菌，甲型和乙型副伤寒杆菌均有一定的抗菌作用。青蒿中的谷甾醇和豆甾醇亦有抗病毒作用。

3. 抗寄生虫　青蒿乙醚提取物、稀醇浸膏及青蒿素对鼠疟、猴疟、人疟均呈显著抗疟作用。体外培养提示，青蒿素对疟原虫有直接杀灭作用。电镜观察证明，青蒿素主要作用于疟原虫红细胞内期无性体的膜相结构，首先作用于食物色膜、表膜和线粒体膜，其次是核膜和内质网。此外对核内染色体亦有影响。由于食物泡膜发生变化，阻断了疟原虫摄取营养的早期阶段，使疟原虫迅速发生氨基酸饥饿，形成自噬泡，并不断排出体外，使泡浆大量损失，内部结构瓦解而死亡。青蒿素对间日疟、恶性疟及抗氯喹地区恶性疟均有疗效高、退热及原虫转阴时间快的特点，尤其适于抢救凶险性疟疾，但复燃率高。此外，青蒿尚有抗血吸虫及钩端螺旋体作用。

4. 解热　用蒸馏法制备的青蒿注射液，对百、白、破三联疫苗致热的家兔有明显的解热作用。青蒿与金银花组方，利用蒸馏法制备的青银注射液，对伤寒、副伤寒甲、乙三联菌苗致热的家兔，有比单味青蒿注射液更为显著的退热效果，其降温特点迅速而持久，优于柴胡和安痛定注射液对照组。金银花与青蒿有协同解热作用。

5. 免疫　用小鼠足垫试验、淋巴细胞转化试验、免疫特异玫瑰花试验和溶血空斑试验等4项免疫指标观察青蒿素的免疫作用，发现青蒿素对体液免疫有明显的抑制作用，对细胞免疫有促进作用，可能具有免疫调节作。青蒿素、蒿甲醚有促进脾 TS 细胞增殖功能。肌内注射蒿甲醚对 Begle 大外周血 T、B、Tu 及 Tr 淋巴细胞亦有明显抑制作用。亦明显降低正常小鼠血清 IgG 含量、增加脾脏重量。降低鸡红细胞致敏小鼠血清 IgG 含量。静脉注射青蒿素（50 ~ 100）mg/kg 能显著提高小鼠腹腔巨噬细胞吞噬率（50.2% ~ 53.1%）和吞噬指数（1.58 ~ 1.91）。青蒿素还可提高淋巴细胞转化率，促进细胞免疫作用。青蒿琥酯可促进 Ts 细胞增殖，抑制 TE 细胞产生，阻止白细胞介素及各种炎症介质的释放，从而起到免疫调节作用。

6. 对心血管系统的作用　兔心灌注表明，青蒿素可减慢心率，抑制心肌收缩力，降低冠脉流量。静脉注射有降血压作用，但不影响去甲肾上腺素的升压反应，认为主要系对心脏的直接抑制所改。静脉注射 20mg/kg 青蒿素可抗乌头碱所致兔心律失常。

7. 其他　青蒿琥酯能显著缩短小鼠戊巴比妥睡眠时间。青蒿素对实验性矽肺有明显疗效。蒿甲醚对小鼠有辐射防护作用。

二、鳖甲

（一）概述

本品为鳖科动物中华鳖及山瑞鳖的背甲。味咸；性微寒。功效滋阴清热，潜阳熄风，软坚散结。中华鳖，背甲含骨胶原，碳酸钙、磷酸钙，中华鳖多糖，并含天冬氨酸，苏氨酸，谷氨酸，甘氨酸，丙氨酸，胱氨酸，缬氨酸，蛋氨酸，异亮氨酸，亮氨酸，酪氨酸，苯丙氨酸，赖氨酸，组氨酸，精氨酸，脯氨酸，丝氨酸等17种氨基酸，及钙、钠、铝、钾、锰、铜、锌、磷、镁等 10 多种微量元素养。山瑞鳖，背甲及腹甲含骨胶原、肽类、多种氨基酸，大量钙及磷。

（二）药理作用

1. 强壮 鳖多糖 0.5、1.0、2.0g/kg 灌胃 15~20 天，能明显提高小鼠耐缺氧能力和抗冷冻作用，可延长小鼠游泳时间，有抗疲劳作用。

2. 免疫促进 鳖多糖 0.5、1.0、2.0g/kg 灌胃 15~20 天，能显著提高小鼠空斑形成细胞的溶血能力，促进溶血素抗体生成；并增强小鼠迟发型超敏反应。

3. 其他 以 0.5% 或 1.0% 鳖多糖 Renger 液浸泡蟾蜍坐骨神经腓肠肌标本，有增加收缩高度和画纹面积、延长持续收缩时间的作用。本品能抑制结缔组织的增生，可消失结块；并具有增加血浆蛋白的作用，有谓可用于肝病所致的贫血。本品能抑制结缔组织的增生，故可消结块；并具有增加血浆蛋白的作用，有谓可用于肝病所致的贫血。

三、知母

（一）概述

本品为为百合科植物知母的根茎。味苦；性寒。功效清热泻火，滋阴润燥，止渴除烦。其根茎含知母皂苷 A－Ⅰ、A－Ⅱ、A－Ⅲ、A－Ⅳ、B－Ⅰ、B－Ⅱ，知母皂苷 A－Ⅱ、A－Ⅳ 结构尚不明，知母皂苷 A－Ⅲ 即是知母皂苷 A，又是知母皂苷 A1，知母皂苷 B－Ⅱ 即是原知母皂苷 A－Ⅲ，还含知母皂苷 A2 即马尔考皂苷元－3－O－β－D－吡喃葡萄糖基（1→2）－β－D－吡喃半乳糖苷 B，去半乳糖替告皂苷，F－芰脱皂苷，伪原知母皂苷 A－Ⅲ，异菝葜皂苷。有学者认为知母皂苷 B－Ⅰ 可能是在抽提成分操作过程中产生的人工矫作物。

根茎另含知母多糖 A、B、C、D，顺－扁柏树脂酚，单甲基－顺－扁柏树脂酚，氧化－顺－扁柏树脂酚，2，6，4′－三羟基－4－甲氧基二苯甲酮，对－羟苯基巴豆油酸，二十五烷酸乙烯脂，β－谷甾醇，杜果甙，烟酸 188ug/g，烟酰胺 12ug/g 及泛酸 16ug/g。

（二）药理作用

1. 抗病原微生物 知母在体外对痢疾杆菌、伤寒杆菌、副伤寒杆菌、霍乱弧菌、大肠杆菌、变形杆菌、绿脓杆菌等革兰阴性菌及葡萄球菌、溶血性链球菌、肺炎双球菌、百日咳杆菌等革兰阳性菌均有较强抗菌作用。用含 2.5% 知母粉的饲料喂饲实验性结核病小鼠，能使其肺部结核病灶减轻。知母对某些常见的致病性皮肤癣菌如许兰癣菌及其蒙古变种、共心性毛癣菌、堇色毛癣菌、红色毛癣菌、絮状表皮癣菌、铁锈色毛癣菌、足跖毛癣菌、趾间毛癣菌和犬小芽胞菌等在沙伯弱氏培养基上表现较强的抗菌作用。从知母中提得的一种水溶性皂苷，对结核杆菌，尤其对白色念珠菌有较强的抑制作用，另一种黄酮结晶，亦有抑制结核杆菌作用。

2. 抑制 Na（+），K（+）-ATP 酶活性　体外实验证明，知母皂苷元（菝葜皂苷元）是 Na+ - K+ - ATP 酶抑制剂，它对提纯的兔肾 Na（+），K（+）-ATP 酶有极明显的抑制作用，其活性同专一性 Na（+），K（+）-ATP 酶抑制剂乌本苷相比，两者在 2×10^{-5} mol/L 时抑制程度相近。以甲状腺素速诱导小鼠肝脏 Na（+），K（+）-ATP 酶增量，知母皂苷和皂苷元可使这些小鼠肝脏切片的过高耗氧率抑制到接近正常小鼠的水平；对正常小鼠肝切片的耗氧率虽有降低趋势，但无统计意义。大鼠整体实验也表明，知母皂苷元 25mg/只灌胃可抑制因同时灌胃甲状腺素引起的肝、肾和小肠黏膜中 Na（+），K（+）-ATP 酶活性升高。

3. 对交感 - 肾上腺功能的影响　以 50% 知母水煎剂给大鼠灌胃，每日 4ml，连续 3 周，可使肾上腺内多巴胺 - β - 羟化酶活性明显降低，提示儿茶酚胺合成减少，与此同时，肾上腺重量较生理盐水对照组明显减轻，心率逐周降低，至第 3 周明显低于给药前。此外，按人体常用剂量 5 倍给家兔灌胃，连续 5 天，对正常动物血浆皮质酮水平未见明显影响，但可颉颃外源性皮质激素制剂地塞米松引起的反馈性血浆皮质酮水平降低。进一步研究证明，其机制之一是知母抑制了肝脏对皮质醇的分解代谢。

4. 降血糖　以知母 200mg/kg 水制浸膏给正常家兔灌胃，血糖可下降达 18%～30%，持续 6 小时以上；以知母每天 500mg/kg 生药的水制浸膏给四氧嘧啶糖尿病家兔灌胃，连续 4 天，也出现明显的降血糖作用，并可减轻胰岛萎缩。给四氧嘧啶糖尿病小鼠腹腔注射知母水浸膏 150mg/kg（生药量）也见血糖明显下降。知母并可促进大鼠横膈和脂肪组织摄取葡萄糖，并使横膈内糖元含量增加，但肝内糖元量却减少，尿中酮体含量减少。从知母根茎中分得的知母聚糖 A、B、C、D 有降血糖作用，其中 B 的活性最强。

5. 解热　对知母是否具有解热作用的报导不一。有报导知母对大肠杆菌引起的发热家兔有解热作用，但也有报导白虎汤在去掉石膏后的知母、甘草煎剂灌胃给药对实验性发热家兔未见明显退热作用。知母根茎中的皂苷具有明显降低由甲状腺素造成的耗氧率增高及抑制 Na（+），K（+）- ATP 酸活性的作用，其中总皂苷对 Na（+），K（+）- ATP 酶的抑制率达 59.8%，其半琥珀酸衍生物抑制率为 89.8%，故认为与清热泻火的功效有关。

6. 抗肿瘤　知母皂苷对人肝癌移植裸大鼠有抑制肿瘤生长作用，使生存期延长，但统计无显著差异。另对治疗皮肤鳞癌、宫颈癌等有较好疗效且无副作用。

7. 其他　知母果苷有明显的利胆作用和抑制血小板聚集作用。知母中的烟酸有维持皮肤与神经健康及促进消化道功能的作用。知母提取物对逆转录酶和各种脱氧核糖核酸核酸聚合酶活性有抑制作用。知母菝葜皂苷元和知母水煎剂均能明显降低高甲状腺激素状态小鼠脑 β 受体 RT 值，但对亲和力无影响，还能显著改善该状态小鼠的体重下降。

四、生地

（一）概述

本品为玄参科植物地黄的新鲜块根。味甘；苦；性寒。功效：清热凉血，生津润燥。地黄的化学成分以苷类为主，其中又以环烯醚萜苷类为主。从鲜地黄分得的环烯醚萜苷有：益母草苷，桃叶珊瑚苷，梓醇，地共同苷 A、B、C、D，美利妥双苷，都桷子苷，都桷子苷，8 - 表马钱子苷酸，艋骨草酸，6 - O - E - 阿魏酰基筋骨草醇，6 - O - Z - 阿魏酰基筋骨草醇，6 - O - 香草酰基筋骨草醇，6 - O - 对香酰基筋骨草醇，6 - O - （4″ - O - α - L - 吡喃鼠李为良药苷，焦地黄苷 A、B 等；以梓醇的含量最高。又含糖类：D - 葡萄糖，D - 半乳糖，D - 果糖，蔗糖，棉子糖，水苏糖，甘露三糖，毛蕊花糖，以水苏糖的含量最高，达 64.9%[4]。还含赖氨酸，组氨酸，精氨酸，天冬氨酸，谷氨酸，苏氨酸，缘氨酸，甘氨酸，丙氨酸，缬氨酸，异亮氨酸，亮氨酸，酪氨酸，苯丙氨酸，γ - 氨基丁酸等氨基酸以及葡萄糖胺，D - 苷露醇，磷酸，β - 谷甾醇，胡萝卜甙，1 - 乙基 - β - D，腺苷及无机元素等。

（二）药理作用

1. 对肾上腺皮质功能及皮质醇分解代谢的影响　生地粗提取物（相当生药 8mg）与家兔肝切片一起温孵后，结果表明生地能保护皮质醇 A 环上 C4 和 C5 之间的双键及 C3 的酮基不被还原，侧链 C17 和 C21

上的羟基和 C20 上的酮基免受降解，从而有延缓肝细胞对皮质醇的分解代谢效应。生地与外源性皮质激素同时应用时，使血浆皮质醇含量仍能维持在近似正常水平，并认为其机制可能是因竞争影响了皮质激素与肝细胞受体结合，而影响肝细胞对类固醇激素的摄取，减慢了皮质醇的分解代谢所致。

2. 抗放射作用　大鼠每日腹腔注射 100% 生地注射液 1ml，连续 6 天，能使接受 600Y 照射所致的血小板伤害减轻，回升加快。

3. 保肝　地黄煎剂对小鼠实验性四氯化碳中毒性肝炎有保护作用，能防止肝糖原减少。

4. 对血糖影响　早年曾报告兔 sc 地黄（品种未注明）醇浸膏溶液 2g/kg 灌胃 4g/kg 均可使血糖下降。尤以注射给药较明显，于给药后 4 小时血糖降至最低水平。兔 sc 地黄醇浸膏溶液还能抑制党参所含碳水化合物引起的持久性高血糖作用。Im 地黄醇浸膏溶液 20g，也可抑制和预防肾上腺素所致的兔血糖升高。亦有报道地黄水或醇浸出物仅降低正常兔血糖，而对肾上腺素所致的高血糖无效。兔 sc 地黄素 0.5g/kg，亦得类似地黄水浸出物的降血糖效果。单味生地降血糖作用比葛根显著；八味地黄丸的降血糖作用并不强于单味地黄。但也有报道地黄对兔正常血糖没有影响。大鼠 sc 同样制剂 20g/kg 也不能颉颃肾上腺素所致大鼠的升血糖效应。而且还观察到灌胃地黄水煎浸膏剂后，大鼠的血糖没有升高的现象，这可能是由于地黄水煎浸膏剂中含有大量碳水化合物所致。据最近报道，怀庆地黄根茎的热水提取物中乙醇沉淀组分（RG－WP）。主要由果胶样多糖组成，静脉注射该组分对正常及链脲菌素诱导的小鼠显示出降血糖作用。RG－WP 经化学修饰及蛋白酶处理得到的结果表明，活性存在于多糖结构部分。给正常小鼠投与 RG－WP 可明显提高肝脏葡糖激酶葡糖 － 6 － 磷酸酶脱氢酶的活性，但可降低肝脏葡糖 － 6 － 磷酸酶及磷酸果糖激酶的活性。RG－WP 能刺激胰岛素的分泌并降低正常大鼠肝脏的糖原含量。

5. 对心血管系统作用　0.1% 及 0.5% 地黄浸膏任洛溶液灌注离体蛙心无明显作用。浓度加大至 1% 则有明显强心作用，对衰弱心脏尤为明显。若浓度增至 2%～5% 可致中毒反应。另有资料也证实 2%～3% 生地煎剂或酊剂可使离体蟾蜍心脏收缩力减弱，搏出量减少，心率减慢，甚至出现传导阻滞或心室停搏等现象。离体兔心灌流实验表明生地 0.2g～1.0g 有减少冠脉流量的作用。对心收缩力无影响。中剂量 0.5 和大剂量 1.0g 能减慢心率。用地黄醇提出物 0.33% 浓度灌注兔心，心率虽有减慢，但冠脉流量却增加。采用 86Rb 进行实验，也证明地黄水煎浸膏剂 20g/kg 腹腔注射有明显的增加小鼠心肌营养性血流量的作用。蟾蜍下肢血管灌流试验表明，1%～3%地黄浸膏液滴入，可引起血管收缩。5%的浓度则可使血管扩张。麻醉犬和免静脉注射地黄浸膏液，可致血压升高，但对去脑的犬无升压反应，故认为地黄的升压作用可能是中枢性的。有报道静脉注射地黄水煎浸膏剂或醇浸剂 0.8g/kg 对麻醉犬均有降压作用，且重复给药有明显的快速耐受现象。

6. 止血 地黄乙醇提取物所得的黄色针状结晶能缩短兔凝血时间，而水煎剂的作用不明显。腹腔注射水煎剂或醇浸剂 10g/kg，以及口服地黄炭均能缩短小鼠尾部出血时间。

7. 利尿 麻醉犬静脉注射地黄浸膏后，单位时间内尿量有增加，利尿作用可能与其强心及扩张肾血管等作用有关。有报道，未能证实地黄水煎浸膏和醇浸剂对大鼠有利尿作用。

8. 泻下 梓醇苷具有迟效性缓和泻下作用，小鼠泻下作用的半数有效量为 0.34g/kg。

9. 抗炎 地黄水煎剂和醇浸剂 10g/kg 每日灌服，连续 5 天，对大鼠实验性甲醛性脚肿有显著消肿作用。有实验仅证实地黄水煎剂有此效应，而醇浸剂作用不明显。

10. 抗真菌 试管实验表明地黄水浸剂对须疮癣菌、石膏样及杜盎小芽胞癣菌等多种真菌的生长有抑制作用。

11. 对人扁桃体细胞的干扰素诱生和协同增强 NDV 诱生 5mg/ml 地黄提取液处理人扁桃体细胞，可使干扰素效价明显提高与对照组比较（$P<0.05$）。同样剂量药物可协同 NDV 诱生干扰素，与对照组相比较作用非常显著（$P<0.001$）。

12. 其他 地黄水煎浸膏剂、醇浸剂均能对戊巴比妥钠的催眠效应产生协同作用。地黄煎剂或醇浸剂，对小鼠减压缺氧有明显的保护作用。

五、丹皮

（一）概述

本品为芍药科植物牡丹的根皮。辛苦；凉；微寒。功效：清热，活血散瘀。根皮含芍药苷，氧化芍药苷，苯甲酰芍药苷，牡丹酚，牡丹酚苷，牡丹酚原苷，牡丹酚新苷，苯甲酰基氧化芍药苷，2，3-二羟基-4-甲氧基苯乙酮，3-羟基-4-甲氧基苯乙酮，1，2，3，4，6-五没食子酰基葡萄糖没食子酸等。

（二）药理作用

1. 对心血管影响　牡丹皮对麻醉犬心能增加冠脉血流量，减少心输出量，降低左室作功的作用。对实验性心肌缺血有明显保护作用，并且持续时间较长，同时降低心肌耗氧量。丹皮煎剂，去牡丹酚后的煎剂 1.0~3.0g/kg 或牡丹酚 80~120mg/kg 静脉注射，对麻醉犬和大鼠均有降压作用。原发和肾型高血压犬，用牡丹皮煎剂 5g/kg 灌胃，连续 5 天，于第 6 天，第 7 天剂量增至 10g/kg，血压明显下降。肾型高血压犬，用去牡丹酚后的煎剂 10g/kg 灌胃，连续 10 天血压下降。用牡丹酚 0.5~1.0g/kg 给肾型高血压犬和大鼠也出现一定的降压效果。牡丹酚能显著抑制正常心肌细胞快相（5 分钟）和慢相（120 分钟）$45Ca^{2+}$ 摄取及搏动频率，显著抑制钙反常心肌细胞 $45Ca^{2+}$ 摄取和降低胞内过氧化脂质含量，且呈剂量依赖性，表明牡丹酚减轻钙反常损伤与阻止 Ca^{2+} 内流及抗氧化有关。牡丹酚磺酸钠除能抑制钙离子摄取外，且能显著抑制钙反常心肌细胞的 $45Ca^{2+}$ 摄取及其胞膜 SA 含量，与剂量呈相关关系。另用食饵性动脉粥样硬化模型，研究牡丹酚的抗动脉粥样硬化作用。结果造型加牡丹酚组主动脉内膜病变肉眼定级及形态学组化分析，均比造型对照组显著减轻。表明腹腔注射牡丹酚 100mg/（kg·d），连续 6 周能明显抑制动脉粥样硬化斑块形成。

2. 对中枢神经系统影响　丹皮酚对口服伤寒、副伤寒菌苗引起的小鼠发热有解热作用，并降低正常小鼠体温。口服丹皮酚能抑制腹腔注射醋酸所致小鼠扭体反应及鼠尾压痛反应，并能对抗咖啡因所致小鼠的运动亢进，能明显延长环己巴比妥钠所致小鼠睡眠时间，大剂量时可使小鼠翻正反射消失，能明显对抗戊四氮、士的宁、烟碱和电休克所致的惊厥。作用部位在中脑网状结构和丘脑。

3. 抗炎　用丹皮酚灌胃，对大鼠因右旋糖酐或醋酸或角叉菜胶引起的足跖浮肿有抑制作用，并能抑制醋酸或 5-羟色胺引起的小鼠腹腔或豚鼠皮肤毛细血管通透性增强，抑制小鼠应激性溃疡的发生。实验证明丹皮水煎剂对角叉菜胶性浮肿、佐剂性关节炎及 Arthus 反应等所致多种炎症反应具有抑制作用，这与其抑制炎症组织的通透性和抑制 PGE_2 的生物合成有关，丹皮不能抑制残存肾上腺的代偿性增生，对肾上腺维生素 C 的代谢也无明显影响，提示它既无类可的松样的作用，也无类促肾上腺皮质激素样作用，即其抗炎作用不依赖于垂体肾上腺系统。Ⅰ、Ⅱ、Ⅲ型变态反应是由特异性抗体介导的反应，丹皮对抗体的形成并无明显影响，但对之均有抑制作用，可能是通过非特异性抗炎机制发挥作用，而抑制血清补体活性，也就增强其抗炎效应。丹皮不抑制特异性抗体的产生，不影响补体旁路途径的溶血活性，提示牡丹皮在发挥抗炎作用的同时，不能抑制正常体液免疫功能。

4. 抑菌 体外实验表明，牡丹皮煎剂对枯草杆菌、大肠杆菌、伤寒杆菌、副伤寒杆菌、变形杆菌、绿脓杆菌、葡萄球菌、溶血性链球菌、肺炎球菌、霍乱弧菌等均有较强的抗菌作用，牡丹叶煎剂对痢疾杆菌、绿脓杆菌和金黄色葡萄球菌有显著抗菌作用，其有效成份为没食子酸。鸡胚实验表明，牡丹皮煎剂对流感病毒有抑制作用，但小鼠治疗实验结果不一致，故其抗病毒效果尚不能肯定。有人对牡丹皮不同煎煮时间其水煎剂的抑菌成份对热稳定性关系进行探讨。提示牡丹皮经 30 分钟煎煮后体外抑菌能力明显优于煎剂时间为 15 分钟的水煎剂，而与煎煮时间为 60、90 分钟的水煎剂抑菌能力未见显著差异。

5. 抗凝 体外对人血小板试验，发现牡丹皮水提物及芍药酚均能抑制血小板花生四烯酸产生血栓素 A2，进而抑制血小板聚集，这是由于抑制从花生烯酸至前列腺 H2 的环氧化酶反应的结果。牡丹皮甲醇提取物有抑制内毒素所致实验性血栓的作用。研究表明，牡丹皮抗血栓形成的机制是：丹皮酚、苯甲酰芍药苷及苯甲酰氧化芍药苷抑制血小板凝聚，而丹皮酚、芍药苷、氧化芍药苷有抗调理素作用；苯甲酰芍药苷有阻断纤维蛋白溶酶原活化及抗纤维蛋白溶菌酶的作用；氧化芍药苷、苯甲酰氧化芍药苷，苯甲酰芍药苷对红的胞膜有较强的稳定作用，从而抑制血栓形成。用芍药苷给大鼠腹腔注射或在体外均能抑制 ADP 或胶原诱导的血小板聚集。

6. 对免疫系统影响 给小鼠分别灌胃牡丹皮，丹皮酚、芍药苷、氧化芍药苷、苯甲酰芍药苷，均能促进静脉注射的碳粒在血中的廓清速度，即使单核巨噬细胞系统功能处于低下状态也有促进作用，显微镜检查见肝中枯氏细胞及脾中巨噬细胞吞噬力增强。芍药苷、氧化芍药苷在体外亦能增强小鼠腹腔巨噬细胞对乳液的吞噬功能。丹皮液给小鼠腹腔注射能使其脾脏溶血后斑数增加。用丹皮酚给小鼠腹腔注射每大 25mg/kg，连用 6 天，能使脾重明显增加，且可对抗考的松、环磷酰胺所致胸腺重量的减轻。由上可见牡丹皮对体液及细胞免疫均有增强作用。

7. 对脂质代谢影响 丹皮及其所含丹皮酚，芍药苷对肾上腺素所致的脂细胞的脂肪分解有抑制作用；丹皮水提物能增加脂细胞中葡萄糖生成脂肪，而且明显增加胰岛素所致的葡萄糖生成脂肪。

8. 其他 用 20% 丹皮红藤灌入腹腔，对家兔损伤性腹腔粘连有显著预防效果。注入福氏佐剂引起的慢性关节炎鼠，在 2 个月内于大鼠皮下注射致炎剂酪蛋白，可引起关节炎性的足、尾的变性继续恶化，足、尾的皮下纤维化、骨增生，骨纤维症明显，腹部皮下组织中亦有结缔组织增殖，若在给予酶蛋白的同时连续喂饲牡丹皮或桂枝茯苓丸，则能抑制酶蛋白的新诱发损害。丹皮甲醇提取物体内对小鼠艾氏腹水癌细胞，子宫颈癌细胞均有抑制作用。丹皮酚对苯并芘在大鼠肝微粒体中的代谢有一定抑制作用，对小鼠有抗早孕作用，对大鼠有利尿作用。

第二节　青蒿鳖甲汤的药理作用

（一）解热作用

青蒿鳖甲汤临床有明显的解热作用。青蒿、知母、牡丹皮亦有解热作用。

（二）抗炎及对皮质功能的影响

青蒿鳖甲汤能抑制生物体自体免疫和变态反应性炎症，对实验性关节炎有抑制作用。大鼠服用滋阴降火中药生地、鳖甲、知母、牡丹皮均能使地塞米松抑制的血浆皮质醇浓度升高，防止肾上腺萎缩的作用。

（三）镇静作用

青蒿鳖甲汤组成药具有镇静、解痉作用，牡丹皮对咖啡因所致的兴奋活动也有抑制作用。

（四）抗病原微生物

青蒿鳖甲汤组成药对伤寒杆菌、痢疾杆菌、白喉杆菌、葡萄球菌、肺炎球菌等均有不同程度的抑制作用。知母还有较强的抗结核杆菌作用。

有一些文献的现代药理研究认为：青蒿能调节免疫功能，并有一定的降温、消炎、抑菌等作用；知母具有显著的解热、抗炎作用；丹皮也有一定的抗过敏、解热作用；生地则有明显的免疫增强作用。而鳖甲[2]则被认为有抑制结缔组织增生，增加血浆蛋白的作用，并能提高机体免疫力，延长抗体存在时间。综合来看，青蒿鳖甲汤有较强的增强免疫力和解热作用。

参考文献

[1] 沈映君. 中药药理学. 北京: 人民卫生出版社, 2000. 190, 278, 281, 294.
[2] 李广勋. 中药药理毒理与临床. 天津: 天津科技翻译出版公司, 1992. 380 – 381.